HISTOIRE

DE L'ÉPIDÉMIE

DE

CHOLÉRA-MORBUS

DANS

LE DÉPARTEMENT DE LOIR-ET-CHER,

Pendant l'année 1832.

Par J.-C.-M. MARIN-DESBROSSES,

DOCTEUR EN MÉDECINE, DE BLOIS.

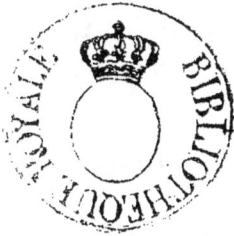

PARIS,

IMPRIMERIE DE DECOURCHANT,

RUE D'ERFURTH, Nº I, PRÈS L'ABBAYE.

1833

INTRODUCTION.

A l'époque où le choléra-morbus a fait invasion dans le département de Loir-et-Cher, le médecin des épidémies pour l'arrondissement de Blois était malade. M. le préfet a bien voulu me désigner pour le remplacer. Ces fonctions m'ont mis à même d'observer l'épidémie sur tous les points de cet arrondissement, qui, à lui seul, a compté beaucoup plus de malades que les deux autres ensemble.

Je devais, pour me conformer à l'usage, présenter au préfet un rapport sur l'épidémie. Je n'avais d'abord pas d'autre intention; mais jugeant de quelque importance les faits que je possédais sur la contagion du choléra, je me suis décidé, dans l'intérêt de la science, à publier ce mémoire. Heureux si mes premiers pas dans la carrière sont dirigés vers le vrai et l'utile; si mes premiers efforts obtiennent quelque bienveillance !

Je divise mon travail en cinq chapitres que j'intitule :

1° Coup-d'œil sur la topographie médicale du département de Loir-et-Cher ;

2° Constitution médicale de 1831 et du commencement de 1832 ;

3° Mesures d'hygiène publique prises dans le département, avant et pendant le choléra-morbus ;

4° Invasion de l'épidémie et sa marche en Loir-et-Cher ;

5° Description du choléra-morbus. Dans ce dernier chapitre, après avoir dit un mot des causes, des symptômes, etc., du choléra, je m'étendrai assez longuement sur son mode de propagation. Mon but n'est pas de donner une description complète d'une maladie que bien d'autres avant moi, et que l'expérience mieux que tous, ont fait connaître. Je ne veux pas redire ce qui a été dit cent fois ; mais je me propose de discuter quelques points encore en litige, et de signaler les faits locaux qui me paraissent dignes d'attention. Je tâcherai donc de ne pas perdre de vue que je décris le choléra de Loir-et-Cher, et non le choléra en général.

HISTOIRE

de l'épidémie

DE CHOLÉRA-MORBUS

DANS

LE DÉPARTEMENT DE LOIR-ET-CHER

PENDANT L'ANNÉE 1832.

CHAPITRE PREMIER.

COUP-D'OEIL SUR LA TOPOGRAPHIE MÉDICALE DU
DÉPARTEMENT DE LOIR-ET-CHER.

La position géographique de ce département
s'étend de 0 degré 7 minutes jusqu'à 1 degré 42 minutes, à l'ouest du méridien de Paris, et depuis le
47e degré 13 minutes jusqu'au 48e degré 8 minutes
de latitude septentrionale.

Ses limites sont : au nord, le département d'Eure-
et-Loir ; au nord-est, celui du Loiret ; au sud-est,
celui du Cher ; au sud, celui de l'Indre ; au sud-
ouest, celui d'Indre-et-Loire ; au nord-ouest, celui
de la Sarthe.

On peut évaluer sa surface totale à environ
65 myriamètres carrés.

Sa population est de 230,666 individus, dont 111,617 mâles, et 119,049 du sexe féminin.

Le climat de Loir-et-Cher est tempéré. Les variations barométriques et thermométriques sont peu considérables et rarement brusques. Dans les hivers ordinaires le thermomètre descend à 6 degrés au-dessous de o; dans les hivers rigoureux il va jusqu'à 7 ou 8 degrés, rarement plus bas. Dans les étés ordinaires cet instrument monte jusqu'à 20 et 25 degrés au-dessus de o ; rarement il va de 25 à 30 (1).

Les vents qui soufflent dans ce département sont assez constans. Ceux d'est régnent pendant les mois d'avril, mai, juin et juillet; pendant les huit autres mois, ce sont ceux d'ouest. Les vents directs du sud et du nord sont rares et durent peu. Dans le val de la Loire l'on ne remarque guère que les vents nord-est et sud-ouest, parce que tous ceux qui sont obliques aux coteaux sont brisés et ramenés à la parallèle.

La Loire, le Cher et le Loir parcourent ce département du nord-est au sud-ouest. Deux digues au milieu d'un val grand et magnifique retiennent la Loire dans son lit et préviennent ses inondations. Le Cher et le Loir coulent dans des vallons moins larges et ne sont pas retenus par des digues; aussi leurs débordemens sont-ils fréquens et considérables.

Outre ces grands cours d'eau, beaucoup de ruisseaux, de petites rivières arrosent ce pays; presque

(1) Ces données sont extraites de l'Annuaire du département.

tous ont un lit bourbeux situé dans quelque gorge communiquant avec le Val du Loir, du Cher ou de la Loire : la plupart débordent chaque année; ces inondations sont même souvent favorisées dans l'intérêt de l'agriculture. Le rouissage des chanvres dans les fossés, le curage des rivières, sont encore des causes fécondes d'insalubrité.

Le département de Loir-et-Cher est assez boisé : les forêts occupent un dixième de sa surface; mais il est remarquable que les étendues de bois un peu considérables sont peu éloignées des trois grandes rivières. Deux forêts seulement se trouvent dans l'intérieur des terres.

Trois grandes routes très-fréquentées traversent le département. Deux sont dirigées du nord-est au sud-ouest, et l'autre du nord au sud; l'une conduit de Paris en Espagne, une autre de Paris à Nantes, et la troisième de Paris à Toulouse. A ces trois routes principales en aboutissent six ou huit autres qui établissent des communications faciles et nombreuses entre les principaux points du département. Il existe sur chacune un service quotidien de voitures publiques.

Le bassin de la Loire divise le département de Loir-et-Cher en deux parties à peu près égales en étendue, mais bien différentes par la nature du sol et de ses productions, par leur population respective et par le genre de vie des habitans.

Chacune des rives de la Loire, à une ou deux lieues d'étendue, offre le spectacle superbe de riches prairies, de belles forêts, de terres fertiles, de villes, de villages, de hameaux et de châteaux nombreux. Les habitans y sont riches, se portent bien et ne sont guère sujets qu'aux maladies de poitrine, causées par des travaux trop pénibles, et aux fièvres intermittentes peu graves, dues sans doute aux effluves marécageuses du printemps et de l'automne. Ce que je dis des bords de la Loire est également applicable à ceux du Cher et du Loir, car la nature semble avoir pris modèle sur les premiers pour faire les seconds.

Si l'on s'éloigne davantage de la Loire : à droite, l'on voit se développer les plaines fertiles de la Beauce ; à gauche, l'on s'enfonce dans les sables arides de la Sologne.

La Beauce, entre la Loire et le Loir, est une vaste plaine presque sans chemins, sans eaux et sans bois. L'on n'y trouve pas de villes, seulement quelques bourgs, des villages nombreux, mais peu considérables. Les habitans sont de riches cultivateurs, entièrement adonnés à l'agriculture, qu'ils entendent assez bien et dont ils retirent des trésors ; leurs mœurs sont simples, leur vie laborieuse, leur nourriture saine. L'eau et le vin sont également rares chez eux ; ils font venir celui-ci des bords de la Loire ou du Loir ; ils y suppléent quelquefois par des boissons de fruits cuits. Ils puisent de l'eau pour eux dans quelques puits peu communs, et ils font abreuver leurs bestiaux dans des mares qui leur servent en même temps à laver le linge ; ces mares se trouvent le plus souvent au milieu même des bourgs, quelquefois à côté des fosses à fumier. Les unes et les autres se dessèchent souvent et laissent dégager une fort mauvaise odeur ; cependant les Beaucerons sont rarement malades ; ils n'ont ni fièvres intermittentes, ni épidémies ; la dyssenterie seule se montre quelquefois chez eux à la suite des pénibles travaux de la moisson.

La Sologne, formant la plus grande partie de l'ancien Blaisois, limitée à droite par la Loire, à gauche par le Cher, est un pays pauvre, mal cultivé dans une partie de son étendue, entièrement inculte dans l'autre. Du sarrasin, du seigle dans les meilleurs sables, telles sont les productions de cette portion du département, qui comprend environ le quart de son étendue. L'on y rencontre quelques bouquets de sapins, et, à défaut de rivières, une quantité presque innombrable d'étangs. Le poisson est peut-être la plus grande ressource du pays.

La population est peu nombreuse et chétive. Les Solognots sont ignorans et sans industrie ; ils se nourrissent mal : l'eau est presque leur seule boisson ; leur pain est fait avec du seigle et du sarrasin. La misère et les eaux stagnantes rendent les maladies fréquentes chez eux ; les fièvres intermittentes y règnent d'une manière presque endémique. L'on y observe assez souvent des épidémies de dyssenterie et de maux de gorge. Les gangrènes spontanées des extrémités n'y sont point rares.

Le manque de chemins a dû s'opposer aux progrès de la civilisation et de l'agriculture dans ce pays; cependant plusieurs routes percées, plusieurs grands établissemens agricoles créés depuis quelques années, permettent d'espérer que bientôt il sortira de son ignorance et paiera son tribut à la France.

Une troisième partie de Loir-et-Cher, située entre le Loir, le département de la Sarthe, et celui d'Eure-et-Loir, peu considérable en étendue, mais importante par son industrie et sa richesse, est connue sous le nom de Perche. Ce pays montueux est coupé par deux routes départementales; il n'est traversé par aucun grand cours d'eau, mais il est arrosé par plusieurs ruisseaux dont les sources nombreuses sortent des gorges au pied des collines.

La nombreuse population du Perche a su tirer parti de cette disposition des lieux pour faire des élèves de toute espèce de bétail. Les jeunes chevaux font son principal revenu.

L'industrie de ces hommes, tournée tout entière vers l'agriculture, n'a rien fait pour les agrémens de la vie. Chez eux la civilisation est peu avancée; le sentiment dominant et presque exclusif est celui de la propriété. Mais les fermages énormes qui enrichissent les propriétaires empêchent les cultivateurs de sortir de leur pauvreté. L'atmosphère y est froide et humide. Malgré toutes ces circonstances défavorables, les habitans du Perche sont peu sujets aux maladies.

Les villes du département de Loir-et-Cher sont : Blois, Vendôme, Romorantin, Selles, Montoire, Saint-Aignan, Montrichard et Mondoubleau.

Blois est une ville de 12,000 habitans, traversée

par la Loire et par la grande route d'Orléans à Tours. Une partie est placée en amphithéâtre sur la rive droite du fleuve ; une autre, au pied du coteau, se trouve au niveau des eaux ; enfin , une troisième, sur la rive gauche, est encore plus basse que la seconde. En général, la partie élevée est occupée par la bourgeoisie ; les deux autres, surtout la dernière, le sont par les marchands, les artisans et les indigens. Pour cette raison, sans doute, autant que pour celles qui résultent de leur position, les deux quartiers bas sont la proie ordinaire des maladies de toute espèce, tandis que dans le premier la santé des habitans est rarement altérée. Les rues de Blois sont étroites, mal pavées et ordinairement fort sales; heureusement elles sont assez régulières et les maisons peu élevées, ce qui permet à l'air de circuler et de se renouveler.

La disposition de la ville oblige souvent les habitans à gravir des rues fort rapides, ou à monter des degrés très-élevés ; c'est sans doute à cette cause qu'il faut attribuer la fréquence des maladies organiques du cœur, dans un âge encore peu avancé.

Le commerce est à peu près nul à Blois. L'on y compte un très-petit nombre de négocians, qui presque tous cultivent plusieurs branches à la fois; probablement parce que l'une d'elles ne leur offre pas assez de ressources. Il n'y a ni fabriques, ni manufactures. Aussi le bureau de bienfaisance est-il accablé de demandes de secours. Toutefois l'on ne voit que peu de mendians à Blois.

Outre son bureau de bienfaisance, cette ville a
un hospice pour la vieillesse et pour les jeunes or-
phelins : cent vingt vieillards et quatre-vingts enfans y sont placés. Elle renferme aussi un hospice
pour les aliénés et pour les épileptiques du département, et un hôpital général civil et militaire. Cet
établissement, qui contient deux cent treize lits, est
assez beau et bien tenu. Mais, le croirait-on? la
gale, la teigne et la syphilis n'y sont point traitées!
Cependant un hôpital est créé dans l'intérêt de la
société; et quoi de plus important pour la société, que de voir ôter de son sein les personnes
qui peuvent l'infecter? Les premiers hôpitaux ne
furent-ils pas des léproseries! L'on dit qu'un homme
atteint de l'une de ces maladies proscrites coûte
en linge deux fois plus qu'un malade ordinaire,
et que ne pouvant secourir tous les indigens malades, il faut en secourir le plus grand nombre
possible. Mais il est facile de rétorquer cet ar-
gument : d'abord, si un individu atteint d'une de
ces maladies coûte en linge deux fois plus qu'un
autre, il coûte deux fois moins en médicamens;
ensuite, guérir une de ces affections chez une personne, n'est-ce pas la prévenir chez vingt autres?
et n'est-ce pas là la meilleure économie? Si donc
les ressources d'un hôpital ne permettaient pas d'y
traiter toutes les maladies, les contagieuses devraient
y être reçues de préférence, loin d'en être exclues.
Mais disons le franchement : ces mesures d'exception, dictées autrefois par une espèce de mépris et

d'horreur qu'on affectait pour les maladies dites honteuses, sorte d'intolérance morale qui souvent tenait lieu de vertu, ne sont conservées aujourd'hui que par respect pour la coutume, sorte de force d'inertie qui empêche les meilleures innovations, mais qui heureusement s'affaiblit chaque jour.

L'on se porte généralement bien à Blois. Il est rare d'y voir régner des épidémies; il n'y a point de maladies endémiques. L'on y arrive souvent à un âge très-avancé sans être dans la décrépitude.

Vendôme est une ville de 7,000 habitans dont les rues sont aussi étroites que celles de Blois. Elle est traversée par la grande route de Paris en Espagne, et par le Loir divisé en plusieurs bras, dont les eaux presque stagnantes recoivent les immondices de toute espèce. Cette malpropreté et la position basse de la ville, assise presque dans un marais, rendent suffisamment compte de la fréquence des fièvres intermittentes et surtout des dyssenteries qu'on y observe. Il est un fait digne de remarque, qui doit tenir à quelque cause locale, mais que je ne sais comment expliquer; c'est l'affaiblissement des facultés intellectuelles chez beaucoup de personnes encore peu avancées en âge.

Romorantin est une ville de 6,000 habitans, perdue dans les sables de la Sologne. La Sauldre passe dans ses murs et déborde fréquemment dans ses rues. Sur cette rivière sont établies des manufactures en laine; c'est la seule industrie du pays, la seule ressource pour la classe nombreuse des indi-

gens. Le peuple est malheureux, ignorant et sale :
est-il besoin d'ajouter qu'il est souvent malade?

Selles compte de 3 à 4,000 habitans. Cette
ville, située sur la rive gauche du Cher, est
basse et exposée aux émanations marécageuses
des prairies qu'inonde cette rivière dans ses débordemens. Le sol est fertile et le pays riche. Les
habitans sont dans l'aisance; cependant ils sont
assez souvent malades; mais rarement on observe
des épidémies à Selles.

Mer, assez jolie petite ville sur la route d'Orléans
à Blois, à une demi-lieue de la rive droite de
la Loire, compte environ 3,000 habitans. Sa si-
tuation sur une hauteur, la largeur de ses rues et
l'aisance de ses habitans y rendent les maladies
assez rares.

Montoire, dans le Val du Loir, sur la rive droite,
compte de 2 à 3,000 habitans. Cette ville est assez
bien bâtie; mais elle est dans un endroit bas et
humide. Les Montoiriens sont aisés : ils retirent de
grandes richesses d'un sol extrêmement fertile. Ils
sont peu sujets aux maladies.

La ville de Saint-Aignan, sur la rive gauche du
Cher, ne compte guère que 2,000 habitans. Les
rues sont assez propres, mais un peu étroites. Sa
partie basse est presque exclusivement occupée par
des tanneries. Le commerce des peaux est considérable dans ce petit endroit. Il y a beaucoup
d'indigens attirés sans doute par le bas prix des
loyers, et peut-être aussi par la bienfaisance des

habitans. Comme dans tous les pays où sont en grand nombre les ouvriers et les pauvres, l'on y compte beaucoup d'individus qui font des économies sur leur nourriture, pour pouvoir s'enivrer à l'aise un jour ou deux de la semaine. Néanmoins on se porte généralement bien à Saint-Aignan et l'on y voit rarement des épidémies.

La population de Montrichard est d'environ 2,000 âmes. Cette petite ville, sur la rive droite du Cher, est assez bien bâtie et assez propre. Un grand nombre de malheureux viennent s'y réfugier dans des caves creusées dans le roc. Le travail des carrières les fait vivre à peine ; cependant ils sont rarement malades.

La ville de Mondoubleau, joignant la Sarthe, compte à peine 1,500 habitans. Située au milieu du Perche, on l'en regarde comme la capitale. Élevée sur une colline, elle est assez saine, quoiqu'elle ne soit qu'en partie pavée. Ses habitans, généralement laborieux et aisés, sont rarement malades.

J'ajouterai un mot sur quelques petits endroits fort maltraités par le choléra-morbus. Ce sont : Autainville, Ouzouer-le-Marché, Membrolles et Villermain.

Le bourg d'Autainville, au milieu de la Beauce, est situé au nord et sur le bord de la forêt de Marchenoir. Le village de Laleu est à peu près dans la même position. Leurs populations réunies s'élèvent à 4 ou 500 âmes. Tous deux sont fort sales, remplis de fosses à fumier et de mares qui tarissent presque tous les ans. La plupart des habitans sont riches ou aisés (seulement quelques bûcherons font exception); ils se nourrissent bien et sont rarement malades.

Le bourg d'Ouzouer-le-Marché est situé sur les limites du département, du côté du Loiret, au nord-est d'Autainville, et à deux lieues de distance. Ce bourg et le village de Vignes, qui ne sont séparés que par quelques centaines de pas, ont environ 800 habitans. Cette commune égale au moins celle d'Autainville pour la malpropreté de ses mares. Comme elle aussi, elle n'a, sauf quelques exceptions, que des habitans aisés et jouissant d'une bonne santé.

Membrolles, à deux ou trois lieues d'Ouzouer et d'Autainville, au nord, est dans la même position topographique et dans les mêmes conditions hygiéniques.

Villermain, à une lieue au sud d'Ouzouer, est, comme tous les bourgs de la Beauce, à peu près dans les mêmes conditions que les précédens.

Je terminerai cet article par un tableau des maladies qui ont régné épidémiquement depuis 1816 jusqu'en 1832.

Dans les sept premières années l'on ne trouvera guère que des varioles et des fièvres. L'on remarquera, au contraire, que dans les dix dernières la variole a presque entièrement disparu; ce qui tient sans doute à la propagation de la vaccine sur tous les points, résultat heureux des efforts réunis des autorités et des médecins. Les dernières années ont été remarquables par des épidémies d'angines et de dyssenteries très-graves et très-étendues.

Tableau des maladies qui ont régné épidémique-ment dans le département de Loir-et-Cher, depuis 1816 jusqu'en 1832. (Relevé fait à la préfecture.)

Année.	Arrondissement.	Commune.	Contrée.	Nom de la maladie.
1816.	Blois.	Binas.	Beauce.	Fièvre ataxique maligne.
		Chouzy.	Val de la Loire.	Variole.
		Contres.	Sologne.	Variole.
		Pont-Levoy.	Sologne.	Variole.
		Suèvre.	Sologne.	Variole.
		Fontaine.	Sologne.	Péripneumonie.
		Mont.	Sologne.	Variole.
1817.	Blois.	Chouzy.	Val de la Loire.	Dyssenterie. — Variole.
	Vendôme.	Morée.	Beauce.	Fièvre maligne putride.
1818.	Vendôme.	Morée.	Beauce.	Variole.
	Blois.	Saint-Denis.	Val de la Loire.	Fièvre muqueuse.
	Romorantin.	Mur.	Sologne.	Fièvre.
		Membroles.	Sologne.	Fièvre bilieuse.
1819.	Blois.	Marolles.	Beauce.	Variole.
		Contres.	Sologne.	Coqueluche.
		Saint-Denis.	Val de la Loire.	Fièvre muqueuse. Coqueluche. Variole.
		Coulange.	Val de la Loire.	Variole.
	Vendôme.	Busloup.	Perche.	Fièvre bilieuse.
		Savigny.	Perche.	Fièvre bilieuse.
		Fréteval.	Val du Loir.	Fièvre bilieuse.
1820.	Blois.	Ouques.	Beauce.	Fièvre muqueuse.
	Vendôme.	Thoré.	Val du Loir.	Variole. Rougeole. Coqueluche.
		Naveil.	Val du Loir.	Id. id.
		Azé.	Val du Loir.	Id. id.
		Morée.	Beauce.	Id. id.
1821.	Blois.	Ouques.	Beauce.	Variole.
		Villermain.	Beauce.	Fièvre. Gastro-entérite.
	Vendôme.	Prunay.	Beauce.	Variole.
	Romorantin. Blois.	Dans plusieurs communes.	Sologne.	Quelques gangrènes sèches produites par l'ergot.

Année.	Arrondissement.	Commune.	Contrée.	Nom de la maladie.
	Blois.	Saint-Dié.	Val de la Loire.	Gastro-entérite.
	Vendôme.	Morée.	Beauce.	Variole.
1822.	Romorantin. Blois.	Dans plusieurs communes.	Sologne.	Quelques gangrènes sèches produites par l'ergot.
1823.				
1824.				
1825.	Blois.	Plusieurs communes.	Plusieurs contrées.	Variole.
1826.	Blois.	Thezée.	Val du Cher.	Gastro-entérite aiguë.
	Vendôme.	Morée.	Beauce.	Scarlat^e.Croup.
		Ecoman.	Beauce.	Scarlat^e.Croup.
	Blois.	Chaumont.	Val de la Loire.	Croup.
1827.	Vendôme.	Les Roches.	Val du Loir.	Croup.Rougeol.
		Montoire.	Val du Loir.	Croup.Rougeol.
1828.	Blois.	Sambin.	Sologne.	Anginemaligne.
		Mont.	Sologne.	
	Romorantin.	Yvoy.	Sologne.	
		Neung.	Sologne.	
		Saint-Loup.	Sologne.	
		Chaumont.	Sologne.	
		Nouan.	Sologne.	
		Lamotte.	Sologne.	
	Vendôme.	Morée.	Beauce.	Croup.
		Renay.	Beauce.	Variole.
		Saint-Hilaire.	Beauce.	Croup.
		Ville-Dieu.	Beauce.	Variole.
1829.	Blois.	Herbault.	Beauce.	Variole.
	Romorantin.	Neung.	Sologne.	Variole.
	Vendôme.	Artins.	Val du Loir.	Croup.
		Saint-Hilaire.	Beauce.	Péripneumonie putride.
1830.				
1831.	Blois.	Blois.	Val de la Loire.	Dyssenterie.
		Vineul.	Sologne.	
		Saint-Dié.	Val de la Loire.	
		Saint-Denis.	Val de la Loire.	
		Ouques.	Beauce.	
	Vendôme.	Villiers.	Val du Loir.	
		Thoré.	Perche.	
		Azé.	Val du Loir.	
		Villeporcher.	Beauce.	
		Villechauve.	Beauce.	
		Busloup.	Val du Loir.	
		Mazangé.	Perche.	
		Sougé.	Perche.	

CHAPITRE II.

CONSTITUTION MÉDICALE DE 1831 ET DU COMMENCE-
MENT DE 1832.

———

Depuis long-temps le choléra-morbus s'ache-
minait vers nous. Déjà depuis plusieurs années les
médecins observateurs le suivaient pas à pas et pré-
disaient son invasion en France. En 1831, il marcha
sur la trop malheureuse Pologne à la suite des armées russes (1). En même temps la France fut ef
frayée par des épidémies nombreuses. Vers la fin
de l'hiver Paris commença, et eut en partage la
grippe, inflammation des muqueuses des voies
aériennes, passant souvent à celles du tube digestif.
Cette maladie n'eut point de gravité, mais elle
fut très-commune. Elle gagna plusieurs départe-
mens où souvent elle prit des caractères particuliers.
Dans Loir-et-Cher l'influence épidémique se porta
surtout vers la muqueuse intestinale. L'on vit ré-

(1) Soit par contagion, soit par le fait des agglomérations d'hommes ; je ne préjuge rien.

gner presque partout des diarrhées abondantes, et
dans beaucoup d'endroits des dyssenteries graves.
Ce fut particulièrement dans les mois d'août, septembre, octobre et novembre 1831 que ces dyssenteries désolèrent une partie du département. Souvent
les malades présentaient plusieurs des symptômes
du choléra : des selles abondantes et involontaires,
des vomissemens copieux, des crampes, la rareté
des urines et la petitesse du pouls. Ordinairement
alors la mort arrivait en trois, quatre ou cinq jours;
en sorte que, si le choléra eût régné en même temps
que la dyssenterie, il eût été difficile dans bien
des cas de différencier ces deux maladies. La mortalité dans quelques communes a été considérable :
dans celle de Blois l'on a compté jusqu'à 66 décès.
Il y en a eu 40 à Vineuil, sur une population de 2,055
individus (1).

L'épidémie cessa ses ravages en décembre. Mais
beaucoup de ceux qui en étaient guéris eurent des
anasarques, des assytes et surtout des rhumatismes
articulaires.

Ces différentes épidémies furent regardées comme
des symptômes précurseurs du grand fléau épidémique. L'on ne douta plus de son invasion en France;
et ceux qui depuis si long-temps avaient attenti-
vement suivi ses progrès, ne s'occupèrent plus qu'à
déterminer la route qu'il devait suivre et le temps
qu'il devait mettre à la parcourir. Cependant des

(1) Vineuil n'a pas eu de cholérique.

commissions avaient été l'étudier en Pologne et en Russie; des médecins célèbres allaient l'observer en Angleterre, où il venait d'éclater; des mesures sanitaires générales étaient prises, et l'Académie de médecine de Paris publiait des instructions. Depuis long-temps déjà l'on remarquait à Paris une suscep- tibilité gastro-intestinale de mauvais augure. Enfin, le 26 mars 1832, le choléra-morbus avait franchi les mers et était venu débarquer sur les bords de la Seine : ses ravages commençaient à Paris.

Dès cette époque une constitution épidémique se manifesta dans Loir-et-Cher. Les indigestions, les borborygmes, les malaises, les diarrhées devinrent d'une fréquence remarquable. A Blois particulière- ment, des gastro-entérites graves, rebelles, firent le désespoir des médecins et des malades.

Dès-lors les autorités et les hommes de l'art, s'at- tendant à avoir bientôt à combattre le fléau asiatique, firent en commun et séparément des préparatifs pour n'être pas surpris par une attaque brusque.

CHAPITRE III.

MESURES DE SALUBRITÉ PRISES DANS LE DÉPARTEMENT.

La première mesure de salubrité prise dans le département fut la création d'un conseil de salubrité dans la ville de Blois. Ce conseil doit signaler à l'autorité toutes les causes d'insalubrité, et l'éclairer sur tout ce qui peut intéresser la santé des citoyens.

L'arrêté du maire qui institue ce conseil est du 28 août 1831. A cette époque la dyssenterie faisait de grands ravages dans le département, et particulièrement à Blois. Les vues philanthropiques du magistrat municipal se fixaient sur le présent et s'étendaient sur l'avenir. En effet, le conseil, après s'être occupé à combattre l'épidémie régnante, songea bientôt à s'armer contre celle qui menaçait ; et c'est d'après ses avis que l'autorité arrêta la plupart des sages mesures qu'elle prit dans l'intérêt de l'hygiène publique de la ville.

Le territoire de la ville de Blois fut divisé en sept sections, dans chacune desquelles fut organisée une commission de surveillance sanitaire composée des notables habitans. Ces commissions étaient

chargées de rechercher toutes les causes d'insalubrité dans les lieux publics et dans les maisons par-
ticulières. Les relations des commissaires avec la
population étaient toutes de bienveillance : aucun
habitant ne leur a refusé l'entrée de sa maison, et
presque tous ont mis de l'empressement à se rendre
aux conseils de leurs concitoyens.

De son côté la police a redoublé d'activité pour
assurer la propreté et la salubrité de la ville : de
nouveaux agens ont été nommés; des balayeurs
publics ont été institués; les anciens réglemens ont
été rappelés et de nouvelles dispositions leur ont été
ajoutées.

Après avoir pris les précautions que conseillait
une sage prévoyance pour écarter de la ville le fléau
épidémique, la prudence voulait encore que l'on
se préparât à le recevoir.

Le conseil municipal commença par voter un secours provisoire de 4,000 fr. Une partie de ces fonds
fut employée à l'établissement d'un hôpital spécial,
qu'on eut l'attention de rehausser du nom de *maison
de santé*, pour vaincre la répugnance des malades
à s'y laisser transporter. Un service de médecins fut
organisé de manière à ce qu'il y en eût toujours un
de garde.

L'administration des hôpitaux prenait aussi ses
précautions : deux salles étaient préparées à l'Hôtel-
Dieu pour recevoir les cholériques, et l'on avait
fait provision de médicamens et d'appareils pour
leur prodiguer tous les soins possibles.

Le bureau de bienfaisance n'était pas non plus en
retard : non-seulement il avait fait provision de médicamens, d'appareils et de brancards pour le transport des malades ; mais encore il avait songé à s'assurer des infirmiers pour soigner les cholériques, et
il les avait formés à ce service en les envoyant
tous les matins à l'Hôtel-Dieu. Il prévint les médecins que toute ordonnance signée de l'un d'eux,
ayant pour objet le traitement d'un cholérique,
serait immédiatement exécutée à sa pharmacie. Il
les autorisa en outre à placer à ses frais une garde
auprès de chaque malade qui en aurait besoin.

Pendant que ces sages mesures étaient prises spé-
cialement pour la commune de Blois, le préfet
songeait à tout le département.

Des commissions de canton, d'arrondissement et
de département furent créées, dans le double but
d'éclairer les citoyens par de salutaires avis, et
d'aider l'administration à faire tout le bien qu'elle
se proposait.

Des dépôts de médicamens furent faits dans tous
les chefs-lieux de canton, et mis à la disposition
des médecins. Ceux-ci furent en outre autorisés à
en fournir, et on leur promit de les rembourser de
leurs avances et de les indemniser des peines qu'ils
prendraient auprès des indigens.

Des couvertures de laine ont été accordées à
toute commune pauvre où le choléra s'est montré.

Les conseils les plus sages ont été donnés aux
maires sur leurs devoirs soit envers l'administration,

soit envers leurs administrés. Ils ont été invités à s'entendre avec leurs conseils municipaux et avec les médecins, pour créer des secours et pour les administrer aux malades et aux enfans de ceux qui auraient succombé. Ils ont reçu différentes instructions publiées à Paris, particulièrement dans l'intérêt de la classe pauvre; et de plus quelques avis très-sages sur l'importance de ne point négliger les prodromes du choléra, sur l'emploi des chlorures dont on a tant abusé, sur les moyens de purifier les vêtemens qui auraient servi aux malades, sur les bruits d'empoisonnement qui ont couru partout, mais qui n'ont duré qu'un instant, etc. Différentes circulaires leur ont prescrit d'empêcher le curage des rivières et les inondations des prairies, de veiller à l'exécution des réglemens sur le rouissage des chanvres, et de ceux concernant les cimetières.

En général ces instructions n'ont pas été perdues: les maires ont fait preuve de zèle, et les citoyens ont montré de la bonne volonté. C'est sans doute en partie à ces motifs que notre département doit de n'avoir pas été plus maltraité.

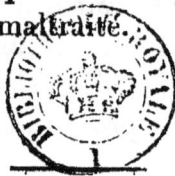

CHAPITRE IV.

INVASION DU CHOLÉRA-MORBUS DANS LE DÉPARTEMENT
DE LOIR-ET-CHER, ET SA MARCHE.

C'est le 21 avril que le choléra a paru pour la première fois dans le département de Loir-et-Cher. Les médecins de Romorantin ont eu le triste privilége de l'observer les premiers. Il a débuté sur une domestique qui paraît n'avoir eu aucun rapport avec des cholériques. D'ailleurs des symptômes précurseurs annonçaient, depuis quelque temps, l'invasion de ce fléau. Il s'est promptement répandu dans presque toute la ville, et a fait de nombreuses victimes, surtout chez les indigens et parmi les vieillards.

Le 10 mai, le choléra était à Blois. Le premier individu atteint était marchand de pain d'épice : il habitait, dans le quartier bas de la rive gauche de la Loire, une petite chambre au premier étage, ayant un seul jour, au nord, sur une cour infecte. Les jours suivans, la maladie se déclara sur plusieurs femmes habitant différens quartiers bas de la rive droite du fleuve. Bientôt il y eut des malades presque sur tous les points de la ville. Cependant la partie la plus élevée, occupée par des gens riches, n'a pas eu de cholérique. Il ne paraît pas que les premiers malades soient allés dans un lieu infecté, ni qu'ils aient eu des relations avec des cholériques. Déjà depuis long-temps nous remarquions à Blois une constitution médicale qui nous faisait craindre l'arrivée de l'épidémie.

Je ne parle pas de l'apparition du choléra dans quelques petites communes qui n'ont eu qu'un très-petit nombre de malades, le plus souvent étrangers.

Je le suis à Saint-Aignan, où il parut le 25 mai sur un mendiant, habitant la partie la plus élevée de la ville. Cet homme était allé à Montrichard et à Bouré quelques jours auparavant. Il y avait alors dans ces communes quelques cholériques ; il est donc possible que le mendiant en ait rapporté le germe de la maladie. Du reste, rien n'est bien certain à cet égard. Il est à remarquer que, pendant les huit ou quinze premiers jours, il n'y a eu des malades que dans la partie haute de la ville, ce qui faisait croire aux habitans que les tanneries préserveraient le quartier bas. Mais il a eu bientôt à payer son tribut au monstre épidémique. Aucun quartier, aucune classe de la société, aucune profession n'ont été épargnés. Il est mort proportionnellement peut-être plus de riches que de pauvres.

Quoiqu'un premier cas de choléra ait été observé à Autainville le 29 mai, ce n'est que vers la mi-juin que l'épidémie a réellement commencé à y régner. Laleu, village fort sale, habité en grande partie par des bûcherons, a fourni presque toutes les victimes de la commune.

Villermain eut un premier cas de choléra le 25 juillet, puis quelques autres dans le mois d'août.

Selles a eu deux cas de choléra en avril, trois en mai ; mais ce n'est que le 19 juillet que cette maladie commença à y régner épidémiquement. Elle fut courte, mais violente.

C'est le 3 août que le choléra éclata à Ouzouer-le-Marché, non comme une bombe qui écrase une maison, mais comme un volcan qui réduit tout en cendres autour de lui. Il est peu d'exemples d'une aussi grande calamité : sur une population de 1251 individus (le bourg et un village voisin, qui seuls ont été atteints, n'ont pas plus de 800 habitans), 187 ont été pris du choléra et 94 sont morts (1) !...

J'ai vu succomber, une même nuit, les trois habitans d'une maison. Cette nuit-là, il y a eu 7 décès, et la suivante 9!... Le temps était chargé d'électricité ; les orages se succédaient rapidement.

Le peuple, à Ouzouer, n'est cependant pas dans la misère ; il n'est pas sale, et les maisons sont propres et bien construites ; mais les familles sont...., je me trompe, étaient nombreuses ; et le fléau, introduit dans une maison, se contentait rarement d'une victime.

(1) Ce sont les chiffres officiels ; mais j'ai des raisons de croire qu'ils sont un peu trop élevés.

Le premier cholérique d'Ouzouer était allé, quelques jours avant sa maladie, à Meung, où régnait l'épidémie : il n'avait pas approché de malade.

Les prodromes du choléra n'avaient point été observés à Ouzouer avant son invasion : seulement on voyait, depuis quelque temps, mourir en grand nombre les poissons d'une fosse voisine. Cette mortalité était-elle le résultat d'une épizootie, ou bien l'effet assez naturel de l'abaissement de l'eau? La putréfaction de ces animaux, abandonnés d'abord sur le rivage, a-t-elle contribué au développement de l'épidémie? Je ne saurais répondre à ces questions. Je sais seulement que tous les jours, pendant le règne du choléra, il est mort des poissons, et que l'épizootie a fini le même jour que l'épidémie. Plusieurs personnes ont mangé de ces poissons morts sans en éprouver d'accident.

Membrolles est un des endroits où l'épidémie a fait le plus de victimes. Elle s'y est déclarée le 3 septembre.

Le dernier cas de choléra observé dans le département, était du mois de septembre, et l'on regardait l'épidémie comme terminée, au moins pour cette année, quand, le 31 octobre, on la vit reparaître à Lestiou : 13 personnes ont été malades, 9 ont succombé.

A Blois, Romorantin et Saint-Aignan, l'épidémie a eu une recrudescence marquée.

Depuis le 16 novembre, l'on n'a point observé de nouveaux cas de choléra dans le département.

Ainsi l'épidémie a régné dans Loir-et-Cher depuis le 21 avril jusqu'au 16 novembre, sept mois ; ou bien cinq mois, si l'on ne tient pas compte des malades de Lestiou. Elle a atteint 1348 individus, dont 726 ont succombé ; la population est de 230,666 âmes : il y a donc eu à peu près un malade pour 171 habitans, et un décès pour 318. Ces proportions sont peu fortes, quoique quelques contrées aient été extrêmement maltraitées ; ce qui s'explique très-bien, en considérant qu'une grande partie du département a eu peu ou point de malades.

Je ne vois pas qu'il soit possible de déterminer un mode fixe d'extension, d'après lequel l'épidémie aurait marché dans le département : elle n'a pas paru suivre de préférence les routes ni les fleuves ; elle n'a pas sévi sur une rive de la Loire plus que sur l'autre. Elle a épargné quelques endroits fort maltraités par la dyssenterie de l'année dernière, et a frappé sur quelques autres. Ses violences n'ont pas toujours été proportionnées à l'insalubrité des lieux ; elle n'a pas fui le voisinage des forêts. Enfin, elle n'a suivi aucune ligne géométrique, aucun courant d'air, rien. Elle s'est montrée, pour ainsi dire, sans ordre, tantôt dans un endroit, tantôt dans un autre, ne prenant jamais pour règle que ses caprices affreux.

Tableau du Choléra-Morbus dans Loir-et-Cher.

ARRONDISSEMENT DE BLOIS.

NOMS COMMUNES.	CONTRÉES.	DATE de l'invasion.	FIN de l'épidémie.	NOMBRE DES MALADES. hommes.	femmes.	DÉCÈS. hommes.	femmes.	POPULATION des communes.
s.	Val de la Loire, rives g., d.	10 mai.	sept.	79	94	55	71	11,002
ette.	Sologne.	13 juin.	juin.	1	1	»	»	980
olles.	Beauce.	10 sept.	sept.	»	2	»	2	550
t-Gervais.	Val de la Loire, rive gauche.	5 sept.	id.	2	3	1	3 ·	362
erbon.	Beauce.	11 sept.	id.	2	»	2	»	813
ant-surLoire	Val de la Loire, rive gauche.	16 mars.	mai.	1	»	1	»	718
t-Dyé.	Val de la Loire, rive gauche.	1er juin.	juin.	2	»	2	»	1,261
aurent-des-aux.	Val de la Loire, rive gauche.	24 août.	sept.	3	5	2	3	1,169
hamps.	Sologne.	15 juill.	juill.	1	»	»	»	665
teaux.	Val de la Loire, rive droite.	13 mai.	mai.	»	2	»	2	632
ainville.	Beauce.	29 mai.	juill.	20	27	»	14	749
es.	Beauce.	15 sept.	sept.	»	1	»	1	1,446
ges.	Beauce.	20 juill.	juill.	»	2	»	1	579
aurent - des ois.	Beauce.	22 juill.	id.	»	1	»	1	558
t-Léonard.	Beauce.	5 juin.	juin.	1	»	1	»	1,204
.	Beauce.	12 août.	août.	1	»	1	»	3,733
bouzon.	Val de la Loire, rive droite.	6 juin.	juin.	1	1	1	1	867
trichard.	Val du Cher, rive droite.	12 mai.	mai.	1	»	»	»	2,369
ré.	Val du Cher, rive droite.	16 mai.	id.	1	»	»	»	700
umont - sur-oire.	Val de la Loire, rive gauche.	15 mai.	id.	2	2	2	1	985
ssay.	Val de la Loire, rive droite.	13 juin.	juin.	»	2	»	2	1,028
lières.	Sologne.	25 mai.	mai.	»	1	»	»	808
ouer-le-Marhé.	Beauce.	3 août.	août.	60	127	28	66	1,251
mbrolles.	Beauce.	3 sept.	sept.	9	22	6	17	601
ermain.	Beauce.	25 juill.	sept.	4	8	2	3	661
t-Aignan.	Val du Cher, rive gauche.	25 mai.	août.	84	135	29	55	2,772
		A reporter....		275	436	131	243	58,443

NOMS DES COMMUNES.	CONTRÉES.	DATE de l'invasion.	FIN de l'épidémie.	MALADES. hommes.	femmes.	DÉCÈS. hommes.	femmes.	POPULATION des communes.
Report...				275	436	131	243	38,443
Mareuil.	Val du Cher, rive gauche.	1er juin.	juin.	1	»	»	»	784
Saint-Romain.	Sologne.	26 juin.	juin.	1	»	»	»	810
Seigy.	Val du Cher, rive gauche.	26 juill.	juill.	2	»	»	»	643
Thezée.	Val du Cher, rive droite.	26 juin.	juill.	»	6	»	3	916
Lestiou.	Val de la Loire, rive droite.	1er nov.	nov.	6	7	4	5	408
Avaray.	Val de la Loire, rive droite.	12 nov.	nov.	1	1	1	»	865
52 Communes.				286	450	136	251	42,869

ARRONDISSEMENT DE ROMORANTIN.

NOMS DES COMMUNES.	CONTRÉES.	DATE de l'invasion.	FIN de l'épidémie.	MALADES. hommes.	femmes.	DÉCÈS. hommes.	femmes.	POPULATION des communes.
Romorantin.	Sologne.	21 avril.	août.	145	195	87	128	6,985
Lanthenay.	Sologne.	4 mai.	juill.	»	7	»	5	1,106
Pruniers.	Sologne.	7 mai.	mai.	2	2	2	1	600
Villeherviers.	Sologne.	26 mai.	juin.	»	2	»	2	608
Mennetou.	Val du Cher, rive droite.	15 juill.	juill.	20	43	8	12	885
Lacommendrie.	Val du Cher, rive droite.	29 mai.	juin.	»	1	»	»	566
Langon.	Val du Cher, rive droite.	21 juin.	juin.	2	1	1	1	574
Neung.	Sologne.	10 juill.	juill.	»	2	»	1	944
La Ferté Beauharnais.	Sologne.	12 juill.	juill.	1	1	1	»	360
Selles sur Cher.	Val du Cher, rive gauche.	5 mai.	août.	43	91	20	44	4,121
Gy.	Sologne.	6 mai.	mai.	1	»	1	»	608
11 Communes.				214	345	120	194	17,357

ARRONDISSEMENT DE VENDOME.

NOMS DES COMMUNES.	CONTRÉES.	DATE de l'invasion.	FIN de l'épidémie.	MALADES. hommes.	femmes.	DÉCÈS. hommes.	femmes.	POPULATION des communes.
Vendôme.	Val du Loir, rives g., d.	20 juin.	sept.	16	30	9	13	7,771
Les Roches.	Val du Loir, rive droite.	17 août.	août.	1	»	1	»	624
Lisle.	Val du Loir, rive droite.	8 juill.	août.	1	4	1	1	230
Pezou.	Val du Loir, rive droite.	11 août.	août.	»	1	»	»	836
4 Communes.				18	35	11	14	9,461

RÉCAPITULATION.

47 Communes.		avril.	nov.	518	830	267	459	69,687

Nota. Ce tableau diffère un peu de celui dressé à la préfecture. Je l'ai fait sur des renseignemens que je crois plus exacts que ceux qui ont servi pour le premier.

CHAPITRE V.

DESCRIPTION DU CHOLÉRA-MORBUS ÉPIDÉMIQUE ÉTUDIÉ DANS LE DÉPARTEMENT DE LOIR-ET-CHER.

Tout le monde connaît aujourd'hui l'étymologie du mot choléra, χολη ρέω, *évacuations bilieuses*. Je ne chercherai point à le définir, parce qu'une maladie dont la cause, le siége et la nature sont inconnus, peut être décrite, mais non définie.

Causes. Quoique bien connu par ses symptômes, le choléra-morbus est entièrement ignoré dans ses causes, au moins dans sa cause première, essentielle. Car quelle est la cause générale qui produit un effet aussi grand ?... Quelle est sa nature ?... Où faut-il la chercher ?... En nous ?... dans quelque influence morale ?... dans la production d'un fluide nerveux modifié ?... Hors de nous ?... dans la terre ?... dans l'eau ?... dans l'air ?... dans l'électricité ?... Où enfin ?... Personne n'en sait rien, quoique beaucoup aient prétendu le savoir. Mais ce que sait tout homme de bon sens, c'est qu'elle existe quelque part, parce qu'il n'est point d'effet sans cause. Et

voilà où se borne notre science sur ce point capital.
C'est pourtant quelque chose que de reconnaître
son ignorance, et d'oser la confesser de bonne foi.
Les idées préconçues sont rarement justes, et elles
mènent presque toujours à des conséquences funestes. Celui qui a des illusions d'optique prendra
certainement une fausse route ; l'aveugle, au contraire, va prudemment et use de précautions qui le
mènent plus sûrement au but.

L'observation, qui seule peut nous éclairer sur
cette cause première si importante, nous a déjà fait
découvrir quelques causes secondaires, quelques circonstances favorables au développement du choléra.
Ainsi, il est bien reconnu que les agglomérations
d'hommes, que l'état de misère, que les passions
tristes, que les excès en tout genre, surtout chez les
personnes qui n'en ont pas l'habitude, prédisposent
à cette maladie. L'on sait que les alimens indigestes,
qu'une débauche, ont souvent été la cause détermi-
nante de cette maladie. L'on a également observé
qu'elle est plus commune et plus grave, lorsque
l'atmosphère est humide, chaude et chargée d'électricité, que dans les circonstances opposées. En général, tout changement de temps, surtout quand il
est brusque, est funeste. Mais il est évident que souvent toutes ces circonstances se trouvent réunies
chez un grand nombre d'individus, et ne produisent
cependant pas la maladie qui nous occupe. Il est
donc nécessaire d'admettre, comme nous l'avons
fait, une cause essentielle qui nous échappe.

Symptômes. Ainsi que je le disais tout-à-l'heure, si la cause du choléra-morbus épidémique échappe aux yeux les plus pénétrans, ses symptômes, au contraire, frappent les moins clairvoyans. Mais d'abord, pour procéder avec plus d'ordre, je dirai un mot des prodromes de la maladie, de ces symptômes précurseurs si négligés au commencement de l'épidémie, et pourtant si importans à considérer. Ils sont constans et peu variables : ce sont des lassitudes spontanées, des borborygmes, de l'inappétence, de mauvaises digestions, quelques nausées, rarement des envies de vomir ou des vomissemens, mais toujours de la diarrhée, ordinairement sans coliques. J'ai vu bien des cholériques; j'ai toujours pris des renseignemens circonstanciés sur les antécédens, et je ne connais pas un cas où la maladie n'ait commencé par le dévoiement. Souvent, il est vrai, ce dévoiement n'a précédé que de quelques heures les autres symptômes; mais dans le plus grand nombre de cas, il existait depuis quelques jours, lorsque la maladie s'est déclarée. Toujours est-il que l'on peut poser en principe que le choléra est toujours précédé de diarrhée, et quoique la réciproque n'ait pas lieu, il est prudent d'en tirer la conséquence qu'en temps de choléra, aucun dévoiement ne doit être négligé. Je sais bien que beaucoup de médecins disent avoir vu des exemples d'un choléra subit, foudroyant. Plusieurs m'en ont cité; mais, examen fait, il s'est toujours trouvé que le dévoiement avait précédé. Du reste, je ne suis

pas surpris que quelquefois les médecins se soient
laissé induire en erreur ; car souvent les parens des
malades m'ont dit que l'invasion de la maladie avait
été brusque, qu'elle n'avait été précédée d'aucune
indisposition. J'interrogeais alors les malades eux-
mêmes, et toujours j'apprenais qu'ils avaient eu
quelques prodromes. C'est que le choléra choisit
ordinairement ses victimes dans une classe qui n'a
pas l'habitude de se plaindre de peu de chose, et
chez laquelle un dévoiement sans coliques est si
commun, qu'elle ne le regarde pas comme un in-
dice de maladie ; souvent même elle le prend pour
un gage de santé : préjugé absurde, qui entretient
dans une sécurité funeste.

C'est à cette indisposition sérieuse, caractérisée
par de la courbature, de l'inappétence, de mauvaises
digestions, et surtout par un dévoiement aqueux et
blanc, que l'on a donné le nom de cholérine. Partout où le choléra a régné, la cholérine a été très-
commune. Ce sont pour moi deux états, deux degrés différens de la maladie. Elles règnent toujours
toutes deux ensemble ; elles attaquent les mêmes
individus ; l'une mène à l'autre. En un mot, il me
paraît évident que la même cause agissant avec
plus ou moins de force, et plus ou moins long-temps
chez différens individus placés dans des circonstances plus ou moins favorables, ou offrant une
résistance plus ou moins grande, produit ces effets
qui varient seulement dans leur intensité. J'ai re-
gardé comme résultats de l'influence épidémique,

toutes ces indispositions cholériformes qui se sont présentées en foule à notre observation. Cette opinion s'appuie encore sur la marche de l'épidémie. En effet, en général, on voit d'abord quelques indispositions vagues, puis des cholérines, et enfin des choléras, sans doute quand la cause cholérigène a persisté assez long-temps. Cependant on a nié la similitude de cause et de nature entre la cholérine et le choléra !

Passons aux symptômes du choléra déclaré. Ils apparaissent ordinairement dans l'ordre suivant : diarrhée cholérique abondante, le plus souvent sans coliques ; envies de vomir ; vomissemens fréquens d'abord d'alimens, puis de matières bilieuses, bientôt de boissons ingérées et d'un liquide aqueux incolore ou blanchâtre ; prostration profonde ; yeux enfoncés, plus tard comme ecchymosés ; timbre de la voix affaibli, puis aphonie ; absence d'urines ; crampes dans les extrémités ; agitation ; sueur froide, visqueuse, d'une odeur fétide *sui generis*; refroidissement général, surtout des pieds, des mains, du nez, souvent avec sensation de chaleur ; abaissement de température de l'air expiré ; langue froide, sèche, couverte d'un enduit d'abord jaunâtre, puis noir ; soif ardente ; faiblesse extrême ou disparition du pouls ; cyanose des extrémités ; perte de contractilité de la peau ; embarras de la respiration, et enfin asphyxie.

Il n'est pas rare de trouver tous ces symptômes réunis chez le même individu ; mais il ne faudrait

5

pas s'attendre à les rencontrer toujours tous et ensemble; car souvent plusieurs manquent. Le concours d'un certain nombre d'entre eux suffit donc pour diagnostiquer la maladie. D'ailleurs, le choléra-morbus a une physionomie propre tellement caractéristique qu'il est impossible de se méprendre sur son existence pour quiconque a vu un cholérique.

Le dévoiement, la prostration, l'absence d'urines, l'altération de la voix, celle des yeux, le refroidissement général, la petitesse du pouls, en général l'aspect cholérique, sont des symptômes que l'on peut regarder comme constans. Les vomissemens, la soif ardente, la sueur froide, ne s'observent pas toujours. L'asphyxie n'arrive souvent qu'aux derniers momens de la vie. Les crampes, l'agitation, la cyanose, manquent assez souvent.

J'ai parlé de la diarrhée cholérique. Il en est de quatre espèces bien distinctes et bien remarquables. 1° La *diarrhée eau de riz;* c'est un liquide à peine trouble dans lequel nagent quelques grumeaux blancs. Les malades la comparent eux-mêmes à un peu de riz mal cuit mis dans beaucoup d'eau. Cette première espèce est la plus commune; elle s'observe dans la cholérine et au commencement du choléra. 2° *Diarrhée bilieuse porracée;* elle est moins fluide et moins inodore que la première. Sa couleur verte est assez foncée. C'est sans doute à cette espèce d'évacuation que le choléra doit son nom. Elle est pourtant beaucoup moins commune et moins caractéristique que le dévoiement eau de riz, auquel elle succède souvent. 3° *Diarrhée ráclures de tripes;* ce nom, comme tous ceux qu'applique le peuple, peint la chose. C'est un liquide contenant un résidu rose ou rougeâtre. Elle paraît quelquefois dès le début. Du reste, cette troisième espèce et la seconde sont moins communes et bien moins importantes à noter que la première et la quatrième. 4° *Diarrhée hortensia.* C'est un liquide homogène rose, de consistance de crême claire; quelquefois il est nuancé en rose plus foncé. Cette espèce se remarque souvent dans les cas graves, dans une période avancée de la maladie; on la trouve fréquemment dans les intestins aux nécroscopies. Je regarde la diarrhée hortensia comme un signe mortel.

Marche. Les symptômes que j'ai indiqués n'appartiennent pas tous indistinctement à toute la durée de la maladie.

J'ai déjà dit qu'il existe un premier degré du choléra (la cholérine) pendant lequel le symptôme le plus saillant, le seul grave, est la diarrhée ordinairement eau de riz.

Ce n'est point encore là le choléra déclaré : il éclate le plus souvent par un vomissement abondant d'alimens ingérés (1); apparaissent promptement alors la plupart des autres symptômes : les crampes, l'absence d'urines, l'altération des traits; et le malade est plongé dans la période algide.

(1) Le peuple, trompé par l'analogie des symptômes, ne voit souvent qu'une indigestion dans un choléra intense, et il ne balance pas à condamner le diagnostic des médecins.

Si l'art est assez heureux, ou l'organisation assez forte pour arrêter les progrès du mal, le cholérique passe de la période algide à la période de réaction ou æstueuse. Quelquefois l'on dépasse de beaucoup le but désiré : la langue se nettoie, rougit et reste sèche; une douleur épigastrique survient; la fièvre s'allume : il y a gastrite ou gastro-entérite (1).

Souvent alors des symptômes cérébraux se manifestent et la période typhoïde commence.

Il est bien plus ordinaire de n'obtenir qu'une réaction difficile, imparfaite, languissante, ayant des alternatives de chaud et de froid. Le malade s'impatiente, se désole, et finit par tomber dans la période typhoïde.

Dans cette troisième période, justement appelée typhoïde, le malade présente tous les symptômes de la dothinentérite, sauf les pétechies et les sudamina; au moins je ne les ai jamais vus. Du reste, il y a anéantissement du physique et du moral, somnolence interrompue seulement par un peu d'agitation, dévoiement, etc., etc. En un mot, les symptômes du choléra sont entièrement remplacés par ceux de la fièvre typhoïde.

Durée. Il n'est rien de bien déterminé à cet égard. La période qui précède le choléra déclaré, la cholérine, dure depuis quelques heures jusqu'à plusieurs semaines, terme moyen de trois à six jours.

La première période du choléra déclaré est la

(1) J'ai peu vu cet état.

plus courte ; elle varie depuis cinq ou six heures jusqu'à deux ou trois jours et plus.

La période typhoïde et celle de réaction ne sauraient être limitées.

Souvent le malade succombe en huit ou dix heures. Quelquefois il est guéri en trois ou quatre jours. Il n'est pas rare de le voir traîner pendant huit ou quinze jours et finir par succomber.

Terminaison. J'estime approximativement que sur un grand nombre de cholériques un septième guérit promptement; deux septièmes ont une guérison lente, difficile, long-temps incomplète; deux septièmes meurent dans la période algide ; un septième meurt dans la période typhoïde, et un septième succombe dans des rechutes par imprudence, avec symptômes typhoïdes. Du reste, il est impossible de donner une proportion rigoureuse entre les malades et les morts, parce qu'on ne peut pas obtenir des médecins des déclarations exactes des malades, et aussi parce que tous ne sont pas également rigoureux dans leur diagnostic. Les uns voient le choléra où d'autres ne voient qu'une cholérine ou même une simple indisposition. C'est à cela, à cela seul, selon moi, qu'il faudrait attribuer les avantages extraordinaires que quelques médecins pourraient croire avoir obtenus sur leurs confrères.

Je ne parle pas des transformations du choléra en gastro-entérite et en dothinentérite, puisque je les regarde comme des périodes différentes de la même maladie.

Pronostic. Il est toujours grave; mais il varie suivant certaines circonstances.

Le début de l'épidémie est le moment où elle est le plus funeste. Presque toujours les premiers malades succombent. Ainsi la période d'augment n'existe que pour le nombre des malades, et non pour l'acuité du mal. L'on voit au contraire un assez grand nombre de guérisons à la fin de l'épidémie. C'est même là le premier signe de son déclin. Ainsi la diminution du nombre des malades est annoncée par celle de l'intensité de la maladie.

Le pronostic est moins grave chez les adultes que chez les vieillards et chez les jeunes enfans. La maladie chez ces petits êtres est mal dessinée, elle est insidieuse; à peine la reconnaît-on, que déjà la mort arrive. Ils sont moins souvent atteints que les adultes; mais atteints, ils succombent presque toujours.

Le nombre des femmes atteintes a été presque du double de celui des hommes. Si l'on admet la contagion, l'on pourra peut-être trouver quelque motif de cette différence. Du reste, le nombre des femmes mortes est à celui des femmes guéries, à peu près comme le nombre des hommes morts est à celui des hommes guéris. L'on ne peut donc rien conclure du sexe relativement au pronostic.

Plus de personnes tombent malades et plus de malades succombent lorsque l'atmosphère est chaude, humide et chargée d'électricité, que dans les circonstances opposées. C'est un temps orageux qui paraît avoir occasioné la recrudescence de Blois. Pendant une nuit d'orage sept malades ont succombé dans le bourg d'Ouzouer, et un grand nombre de personnes ont ressenti en même temps les premières atteintes de la maladie. J'ai été moi-même de ce nombre; je n'avais encore rien éprouvé, quoique depuis long-temps je vécusse parmi les cholériques.

Les professions paraissent n'avoir aucune influence sur le choléra.

Ces observations, que j'ai faites pendant le cours de l'épidémie, se trouvent appuyées par des tableaux que je joins ici.

OBSERVATIONS atmosphériques faites à Saint-Gervais, dans le Val de la Loire, près Blois, par l'amiral Matson.

Le thermomètre a été observé à huit heures du matin et à deux heures du soir.

1832. Mai.	Thermomètre de FAHRENHEIT.		VENTS.		OBSERVATIONS GÉNÉRALES.
1	57	62	S.-O.	léger.	Beau. — Le soir, vent et pluie.
2	54	60	S.-O.	fort.	Nuage. — Grande pluie.
3	60	54	S.-O.	modéré.	*id.* *id.*
4	56	62	S.-O.	fort.	*id.* *id.*
5	56	66	S.-O.	modéré.	Beau. *id.*
6	58	84	S.-O.	léger.	Très-beau. — Lourd.
7	68	85	S.-O.	modéré.	Nébuleux. *id.*
8	68	84	S.-O.	calme.	Beau. — Chaud.
9	60	58	N.-E.	fort.	Changé. — Froid. — Laid.
10	46	54	N.-E.	*id.*	Nuage et froid.
11	47	54	N.-E.	*id.*	*id.* *id.*
12	52	48	S.-O.	léger.	Beau. — Puis froid et légère pluie.
13	44	50	O.	*id.*	Le matin, forte gelée.
14	48	50	O.	*id.*	Gelée. — Pluie.
15	50	58	S.-O.	modéré.	Nuages. — Froid. — Un peu de pluie.

1832. — Mai.	Thermomètre de FAHRENHEIT.		VENTS.		OBSERVATIONS GÉNÉRALES.
16	51	54	S.-O.	léger.	Grande pluie le matin. — Pluie et grêle le soir.
17	50	58	O.	modéré.	Pluie toute la nuit.
18	54	66	S.-O.	léger.	Nébuleux. — Agréable.
19	56	70	O.	modéré.	Beau. — Vent d'est.
20	56	62	E.	léger.	Pluie continuelle.
21	62	72	S.-O.	modéré.	Nuages. — Doux.
22	62	72	O.	léger.	Chaud. Beau.
23	60	72	N.	id.	Nébuleux. Doux.
24	62	72	N.-E.	modéré.	Beau.
25	60	78	N.-E.	léger.	Clair. Beau.
26	64	74	N.-E.	id.	id. id.
27	60	70	N.-E.	modéré.	id. id.
28	60	74	N.-E.	léger.	id. id.
29	62	80	N.-E.	id.	id. id.
30	68	80	S.-O.	id.	Nébuleux. — Lourd.
31	64	66	S.-O.	modéré.	id. — Pluie abondante tout le jour.
Juin.					
1	64	70	S.-O.	modéré.	Nuages.
2	60	56	N.-E.	id.	Nuage et pluie. — Le soir, grande pluie.
3	52	54	N.-E.	id.	id. id. — Grande pluie la nuit.
4	55	56	S.	id.	Pluie.
5	57	68	S.-O.	id.	Pluie. — Éclairs le soir.
6	62	68	S.-O.	id.	Pluie et grand vent le soir.
7	60	70	S.-O.	id.	Nuages.—Soir, pluie.
8	60	70	S.-O.	fort.	Temps couvert.
9	60	70	S.-O.	modéré.	id. — Tonnerre, grande pluie.
10	62	70	S.-O.	faible.	id. — Beau le soir.
11	68	75	S.-E.	modéré.	Chaud.
12	70	76	S.-E.	id.	Nuages. — Pluie.
13	70	76	S.	fort.	Nuages et pluie.
14	68	70	S.-O.	id.	id. id.
15	60	66	S.-O.	faible.	Alternatives de pluie et de beau temps. — Soir, beau.
16	60	66	N.-E.	modéré.	Beau ciel.
17	60	70	N.-E.	faible.	Quelques nuages.
18	65	78	N.-E.	id.	Chaud.
19	70	78	N.-E.	id.	id.
20	72	76	S-.O.	id.	Pesant.
21	68	70	S.-O.	modéré.	id.
22	64	70	S.-O.	id.	Nuages. — Pluie.
23	66	72	S.-O.	id.	id.
24	66	70	O.	id.	id.
25	60	66	N.	id.	id.
26	60	66	N.	id.	id.
27	60	74	N.	id.	id.

1832. Juin.	Thermomètre de FAHRENHEIT.		VENTS.		OBSERVATIONS GÉNÉRALES.
28	62	76	N.-E.	modéré.	Nuages. — Pluie.
29	63	76	N.-E.	id.	id.
30	70	78	N.-E.	id.	id.
Juillet.					
1	66	78	N.-E.	fort.	Frais, clair.
2	66	78	N.-E.	modéré.	id. id.
3	66	80	N.-E.	id.	Beau. — Le soir, très-chaud.
4	72	86	S.-O.	faible.	id.
5	72	82	S.-O.	id.	id.
6	72	84	S.-O.	id.	id.
7	66	80	S.-O.	modéré.	Nuageux.
8	68	86	S.-O.	faible.	id.
9	72	88	S.-O.	id.	id.
10	74	86	S.-O.	id.	Pesant.
11	74	86	S.-O.	id.	id.
12	77	94	S.-O.	id.	Très-lourd, éclairs, tonnerre sans pluie.
13	76	93	S.-O.	id.	Clair. — Pluie le soir.
14	82	93	S.	modéré.	Chaleur.
15	74	84	E.	id.	Nuageux. — Clair le soir.
16	72	85	N.-E.	faible.	Beau, moins chaud.
17	70	88	N.-E.	id.	id.
18	72	84	N.	id.	id.
19	65	76	N.-E.	id.	id. — Le soir, abaissement soudain de température.
20	60	74	N.-E.	modéré.	Frais.
21	61	70	N.-E.	frais.	Froid.
22	62	76	N.-E.	faible.	Clair. — Vent froid.
23	62	74	N.-E.	modéré.	Vent froid.
24	60	80	N.-E.	faible.	Lourd.
25	64	80	N.-E.	id.	Clair, beau.
26	66	78	N.-E.	modéré.	id. id.
27	64	70	N.-E.	frais.	Nuageux.—Menace d'orage, le soir.
28	64	78	N.-E.	faible.	id. — Clair et beau.
29	62	78	N.-E.	id.	Clair, frais.
30	66	84	N.-E.	id.	id. id.
31	68	88	N.-E.	id.	id. id.
Août.					
1	76	88	S.	léger.	Beau. — Pesant le soir.
2	75	88	S.-O.	id.	Éclairs la nuit.— Très-lourd. —Petite pluie.
3	75	85	S.-O.	modéré.	Nébuleux. — Chaud.
4	72	84	S.-O.	léger.	Clair. — Beau.
5	70	86	S.-O.	id.	id. id.
6	68	82	S.-O.	id.	id. id.
7	67	84	S.-O.	frais.	Très-beau. — Très-chaud.
8	68	88	S.	léger.	Très-chaud.
9	74	88	S.	modéré.	Beau.

1832. Août.	Thermomètre de FAHRENHEIT.		VENTS.		OBSERVATIONS GÉNÉRALES.
10	74	88	S.-O.	faible.	Beau.
11	76	88	N.-E.	id.	id.
12	74	88	N.-E.	id.	id.
13	78	95	S.	id.	Clair, très-chaud, éclairs, pluie, tonnerre, vent S.-O., N.-E. orag.
14	73	84	S.-O.	id.	Grande pluie. Première fois depuis le 22 juin.
15	75	85	S.-E.	léger.	Pluie abondante, puis chaleur.
16	74	81	S.-O.	id.	Nébuleux.
17	70	80	N.-E.	id.	Beau.
18	68	82	N.-O.	id.	id.
19	74	80	S.-O.	frais.	Nuageux.
20	73	80	S.-O.	id.	Couvert. Un peu de pluie.
21	70	84	S.-O.	léger.	Clair, lourd.
22	73	77	S.-O.	id.	Nuageux. A la pluie.
23	63	75	S.-O.	id.	Clair, frais.
24	65	76	S.-O.	id.	Beau. Sécheresse, depuis le 22 juin, excepté deux petites pluies.
25	64	74	S.-O.	frais.	id. — Le soir, pluie, tonnerre.
26	62	72	S.-O.	fort.	Frais.
27	52	70	S.-O.	léger.	id.
28	62	66	S.	ouragnt.	Nuageux. — Forte pluie.
29	57	68	S.-O.	très-fort·	Froid, pluie.
30	60	70	S.-O.	fort.	Nuages.
31	58	76	S.-O.	modéré.	Couvert. — Pluie légère.
Septembre.					
1	64	70	S.-O.	id.	id. — Vent fort et pluie le soir.
2	62	70	S.-O.	léger.	Agréable.
3	57	74	S.	id.	Clair.
4	60	70	N.-E.	modéré.	id.
5	58	74	N.-E.	id.	id.
6	58	80	S.	léger.	Lourd.
7	64	74	S.-O.	frais.	Nébuleux.—Soir, un peu de pluie.
8	62	72	S.-O.	modéré.	Très-beau.
9	62	72	S.-O.	calme.	Brouillard. — Clair le soir.
10	58	72	S.-O.	léger.	Beau. — Froid et pluie.
11	57	70	S.-O.	id.	Sombre. Froid. — Clair.
12	56	72	O.	id.	Beau.
13	54	74	O.	id.	Clair.
14	57	68	S.-O.	modéré.	Nébuleux. — Clair.
15	58	68	S.-O.	id.	Nuages. — Un peu de pluie.
16	55	68	S.-O.	id.	Beau.
17	56	70	S.-O.	id.	id.
18	55	74	S.-O.	id.	id.
19	56	78	N.-E.	frais.	Froid.
20	53	67	N.-E.	id.	id.

Tableau des Cholériques.

COMMUNE DE BLOIS.

NOMBRE TOTAL.	SEXE.	PROFESSIONS.	Morts.	Date.	Décès.	Date.	Décès.
					MARCHE DE L'ÉPIDÉMIE.		
		Journaliers.	10	mai.		août.	
	79 hommes,	Maçons.	4	10	1	9	1
	dont	Cordonniers.	3	12	1	15	1
		Enfans (sans pro-		19	1	16	1
	26 guéris,	fession).	12	27	2	17	1
173 dont	53 morts;	Jardiniers.	2	28	2	18	1
		Bourgeois.	2	29	2	19	3
49 guéris,		De 20 professions		31	3	20	2
	et	différentes.	20	juin.		21	1
124			—	2	1	23	3
morts.			53	3	2	24	2
				4	2	25	1
	94 femmes,	Journalières ou in-		6	3	26	2
	dont	digentes.	46	7	1	28	2
		Rentières.	6	8	1	29	1
	23 guéries,	Ouvrières en linge.	4	9	4	30	1
	71 mortes.	Jardinières.	3	12	3	31	2
		Enfans (sans pro-		14	1	sept.	
		fession).	7	15	3	1	1
		De 5 professions		16	1	2	2
		différentes.	5	18	1	3	2
			—	19	2	5	5
			71	20	2	6	3
				21	1	7	1
				22	1	8	3
				23	2	9	1
				24	1	11	2
				25	2	12	3
				27	1	15	2
				28	1	17	3
				29	1	25	1
				30	2	2 j. suiv.	5
				juill.			
				4	1		
				9	1		
				18	1		
				19	1		
				22	1		
				23	1		
				27	1		
				août.			
				6	1		

Nota. Je ne donne pas les dates d'invasion, parce que plusieurs médecins n'ayant point fait de déclarations, je ne pourrais présenter qu'un chiffre beaucoup trop faible. C'est là ce qui explique cette proportion, en apparence si désavantageuse aux médecins de Blois, de 124 morts sur 173 malades. Il est certain que ce dernier chiffre est beaucoup trop faible, tandis que l'autre est exact ; les décès de tous les médecins ayant été comptés, et les guérisons de plusieurs ne l'ayant pas été.

Nota 2º. Dans la commune de Blois, il est mort, en 1831, de la dyssenterie, 67 indiv.

En 1832, du choléra, 124

La mortalité, en 1832, a été de 728

En 1831 elle n'a été que de 480

terme à peu près moyen de la mortalité dans cette commune.

COMMUNE DE SAINT-AIGNAN.

NOMBRE TOTAL.	SEXE.	PROFESSIONS.	Atteints.	Guéris.	Morts.	Age.	Atteints.	Guéris.	Morts.
		Propriétaires.	11	5	6	jusq. 5 ans	10	5	5
		Tanneurs.	7	6	1				
		Cordonniers.	5	5	»	de 5 à 10	3	1	2
		Journaliers.	5	4	1				
	84	Vignerons.	3	3	»	de 10 à 20	14	14	»
	hommes,	Maçons.	3	2	1				
	dont	Tourneurs.	3	2	1	de 20 à 30	12	7	5
	55	Mariniers.	3	»	3				
	guéris,	Marchands.	5	4	1	de 30 à 40	51	34	17
219	29	Menuisiers.	3	1	2				
dont	morts;	Cardeurs.	2	»	2	de 40 à 50	48	34	14
		Aubergistes.	2	»	2				
135		Indigens (sans profess.).	7	3	4	de 50 à 60	40	22	18
		Enfans (sans profess.).	13	9	4				
guéris		De 12 autres professions.	12	11	1	de 60 à 70	24	13	11
et	et	Journalières.	11	8	3	de 70 à 80	14	3	11
84		Marchandes.	13	10	3				
morts.		Bourgeoises.	8	3	5	de 80 à 90	2	1	1
		Ouvrières en linge.	6	2	4				
	135	Fes de tisserands.	5	2	3	inconnu	1	1	»
	femmes,	Fes de cordonniers.	4	2	2				
	dont	Institutrices	3	3	»				
	80	Fes de sabotiers.	3	3	»				
	guéries,	Fes de tanneurs.	4	3	1	Totaux	219	135	84
	55	Fes de maçons.	3	3	»				
	mortes.	Fes d'ouvriers en laine.	3	1	2				
		Fes de boulangers.	3	2	1				
		Indigens (sans profess.).	30	14	16				
		Enfans (sans profess.).	6	4	2				
		Fes de bouchers.	2	2	»				
		De 19 autres professions.	31	18	13				

COMMUNE DE ROMORANTIN.

NOMBRE TOTAL.

340, dont 125 guéris, 215 morts.

SEXE.

145 hommes, dont 58 guéris, 87 morts;

et 195 femmes, dont 67 guéries, 128 mortes.

Age.		Guéris.	Morts.
jusqu'à 5 ans	34	5	29
de 5 à 10	17	4	13
de 10 à 20	18	16	2
de 20 à 30	36	22	14
de 30 à 40	60	25	35
de 40 à 50	43	19	24
de 50 à 60	43	11	32
de 60 à 70	36	2	34
de 70 à 80	30	6	24
de 80 à 90	7	»	7
inconnus	16	15	1
Totaux.	340	125	215

MARCHE DE L'ÉPIDÉMIE.

Date.	Nouveaux cas.	Décès.	Date.	Nouveaux cas.	Décès.
avril.			juin.		
21	1	»	4	6	10
22	»	»	5	10	5
23	»	»	6	17	3
24	2	1	7	13	8
25	1	»	8	9	5
26	»	1	9	10	5
27	3	1	10	12	4
28	2	2	11	7	6
29	»	1	12	3	5
30	»	»	13	2	2
mai.			14	8	5
1	»	»	15	6	2
2	»	»	16	2	4
3	2	»	17	7	4
4	4	2	18	5	1
5	»	3	19	6	3
6	3	2	20	8	9
7	3	»	21	6	»
8	»	3	22	6	6
9	»	»	23	2	4
10	»	»	24	3	5
11	5	»	25	4	»
12	3	2	26	4	4
13	11	3	27	4	1
14	»	3	28	1	2
15	2	1	29	2	»
16	3	1	30	1	4
17	8	3	juillet.		
18	5	7	1	»	2
19	6	1	2	3	2
20	5	6	3	2	»
21	5	3	4	»	2
22	5	2	5	3	»
23	4	4	6	5	»
24	7	6	7	1	4
25	4	3	8	»	»
26	8	4	9	2	»
27	4	4	10	»	»
28	10	8	11	1	»
29	7	3	12	»	»
30	3	1	13	1	2
31	2	3	14	4	»
juin.			15	»	2
1	11	2	16	»	»
2	9	»	17	»	»
3	»	1	18	»	»

Suite de la commune de Romorantin.

MARCHE DE L'ÉPIDÉMIE.

Date.	Nouveaux cas.	Décès.	Date.	Nouveaux cas.	Décès.
juillet.			juillet.		
19	»	»	26	»	1
20	3	»	27	»	»
21	»	1	28	»	»
22	»	1	29	»	»
23	1	»	30	»	»
24	»	1	31	»	»
25	1	»			

MARCHE DE L'ÉPIDÉMIE.

Date.	Nouveaux cas.	Décès.	Date.	Nouveaux cas.	Décès.
août.			septembre.		
9	1	»	28	»	»
10	»	1	29	»	»
septembre.			30	1	1
24	1	»			
25	»	1			
26	»	»			
27	»	»			

COMMUNE DE SELLES-SUR-CHER.

NOMBRE TOTAL.

134 dont 72 guéris, 62 morts.

SEXE.

43 hommes, dont 23 guéris, 20 morts;

et

91 femmes, dont 49 guéries, 42 mortes.

Age.		Guéris.	Morts.
jusqu'à 5 ans	4	3	1
de 5 à 10	2	2	»
de 10 à 20	8	8	»
de 20 à 30	24	16	8
de 30 à 40	33	15	18
de 50 à 40	23	10	13
de 50 à 60	25	13	12
de 60 à 70	11	5	6
de 70 à 80	3	»	3
de 80 à 90	»	»	»
inconnu.	1	»	1
Totaux.	134	72	62

MARCHE DE L'ÉPIDÉMIE.

Date.	Nouveaux cas.	Décès.	Date.	Nouveaux cas.	Décès.
avril.			août.		
8	2	»	1	7	4
9	»	»	2	4	2
10	»	»	3	2	4
11	1	»	4	8	2
12	»	1	5	6	4
mai.			6	4	2
3	»	1	7	3	5
4	»	»	8	»	1
5	1	»	9	11	»
6	»	»	10	7	5
7	1	1	11	»	1
8	»	»	12	4	3
9	1	1	13	»	1
juillet.			14	16	»
1	1	1	15	4	3
16	1	»	16	7	»
17	»	»	17	4	»
18	»	1	18	»	1
19	4	1	19	1	»
20	1	»	20	»	1
21	1	»	21	»	»
22	1	1	22	»	»
23	»	»	23	»	»
24	2	»	24	»	»
25	1	1	25	6	»
26	3	4	26	»	»
27	1	»	27	»	»
28	3	»	28	3	1
29	5	3			
30	4	4			
31	3	1			

COMMUNE DE MENNETOU.

NOMBRE TOTAL.	SEXE.	Age.	Guéris.	Morts.	Total.
62, dont 44 guéris, 18 morts.	20 hommes, dont 14 guéris, 6 morts; et 42 femmes, dont 30 guéries, 12 mortes.	jusqu'à 5 ans	»	»	»
		de 5 à 10	1	»	1
		de 10 à 20	8	»	8
		de 20 à 30	4	3	7
		de 30 à 40	6	2	8
		de 40 à 50	15	5	20
		de 50 à 60	7	1	8
		de 60 à 70	2	3	5
		de 70 à 80	1	4	5
		de 80 à 90	»	»	»
		Totaux.	44	18	62

MARCHE DE LA MALADIE.

Date.	Nouveaux cas.	Décès.	Date.	Nouveaux cas.	Décès.
juillet.			août.		
17	2	»	5	»	»
18	2	»	6	3	2
19	2	»	7	2	1
20	6	2	8	»	»
21	2	4	9	2	»
22	»	»	10	1	»
23	»	»	11	1	»
24	9	»	12	1	»
25	3	1	13	1	1
25	3	»	14	»	»
27	1	1	15	1	»
28	2	»	16	1	»
29	2	»	17	1	»
30	1	»	18	2	»
31	»	1	19	»	»
août.			20	1	»
1	3	1	21	1	»
2	1	1	27	1	»
3	3	»	septembre.		
4	1	2	9	»	1

Le pronostic doit encore varier d'après différentes circonstances. Si l'on est appelé dès le début, si surtout la maladie ne paraît pas marcher avec cette rapidité désespérante qui emporte un homme en quelques heures, il est permis de concevoir quelque espoir. Mais, si le mal a déjà fait des progrès rapides et grands, il est bien difficile de l'enrayer. Il est de ces cas effrayans où les remèdes sont tout-à-fait impuissans et même inactifs; où la marche de la maladie est si rapide, que le médicament qu'on prescrit n'est plus celui qui convient au moment où il est administré.....Quelle position pour le médecin! il ne fait qu'assister à une agonie affreuse!

Si la maladie traîne en longueur, si la réaction n'est pas franche, ou s'il survient une gastro-entérite, l'on doit craindre la période typhoïde, et alors le pronostic est très-fâcheux.

Dans tous les cas le médecin doit être très-réservé. Beaucoup de malades qu'on croyait sauvés sont retombés comme frappés de la foudre pendant un orage, pendant un changement de temps, par suite d'une imprudence, ou enfin sans cause appréciable.

L'on doit se prémunir contre une erreur dans laquelle je suis tombé, sans doute avec bien d'autres. Dans les cas les plus violens la mort est précédée d'un mieux apparent par lequel il est difficile de ne pas se laisser tromper la première fois. Les évacuations par haut et par bas se suppriment; la chaleur revient un peu, la cyanose diminue, les traits même sont moins altérés. On croit à un commencement de réaction; et quand l'espoir luit, le malade s'éteint. Il faut se défier de cette apparence de mieux quand les urines, la voix, les forces ne reviennent pas, quand surtout l'asphyxie augmente. On peut l'appeler alors *signum lethale.*

Altérations pathologiques. J'aurais voulu donner à cet article autant d'étendue qu'il a d'importance; mais tout le monde sait combien on a de peine à faire des ouvertures ailleurs que dans les hôpitaux, surtout dans les petites localités. Or, ici, peu de cholériques sont morts à l'hôpital. Nous avons examiné avec empressement, je pourrais dire avec avidité

les cadavres des premières victimes de l'épidémie.
Mais alors le peuple croyait aux empoisonnemens ;
il murmurait contre les ouvertures de corps, et l'autorité nous a priés de nous abstenir d'en faire. Nous
avons dû nous rendre à son invitation. J'ai fait ou
vu faire quatre autopsies seulement, et je crois qu'il
n'en a été fait que cinq dans tout le département.
Je regrette bien de n'avoir pas sous ce rapport le
résultat d'une série d'observations à présenter ; mais
on ne devra pas s'en prendre à ma négligence.

Voici toutefois ce que j'ai observé sur les cadavres
que j'ai pu examiner.

Je dois noter d'abord que ces recherches ont été
faites dix-huit ou vingt heures après la mort sur des
individus d'une vie peu régulière, et qui avaient succombé après dix, douze, quinze heures de maladie.

Habitude extérieure. La chaleur qui avait commencé à reparaître quelques instans avant la mort,
continue à augmenter encore quelque temps après
qu'elle est arrivée, et disparaît très-tard. La physionomie perd son aspect cholérique et la cyanose se
dissipe en très-grande partie. Il est impossible d'exprimer ce changement d'une manière plus exacte et
plus forte qu'on ne l'a fait en disant que, dans le choléra, les vivans ressemblent aux morts, et les morts
aux vivans (1). La conjonctive globulaire présente

(1) Aussi les signes de mort sont-ils quelquefois incertains.
L'on a signalé plusieurs fois le danger de la précipitation
qu'on a mise presque partout à ensevelir et à enterrer les
morts. Je connais plusieurs faits bien propres à rendre plus

4

presque toujours une tache livide vers l'angle ex-
terne de chaque œil. La rigidité cadavérique arrive
promptement et elle est très-forte. Les doigts sont
dans la demi-flexion. Ils exigent une force assez
grande pour être redressés, et ils reviennent promptement à leur premier état par une sorte d'élasticité
remarquable.

Encéphale. Le crâne est injecté d'un sang ver-
meil très-fluide. J'ai inutilement cherché cette co-
loration dans les os longs et dans les dents. Les veines
de l'arachnoïde sont gorgées de sang noir. Les mem-
branes contenaient dans un cas quelques onces de
sérosité. Si l'on coupe le cerveau, l'on voit appa-
raître sur la substance blanche une foule de goutte-
lettes sanguines rouges. Il ne se présente rien autre
chose de remarquable dans le cerveau ni dans la
moëlle épinière.

Poitrine. Le cœur est rempli de sang noir, fluide,
onctueux, *gelée de groseilles peu cuite.* Les pou-
mons ne sont point altérés; seulement ils sont gorgés
de sang noir à leur base. L'œsophage est rouge et

prudens; en voici un : Une femme était fort mal; on la croit
morte; on la couvre d'un drap; on quitte la maison en prenant seulement le soin de laisser une garde; on déclare le
décès à l'autorité. Mais voilà que la garde aperçoit un mou-
vement; elle découvre la morte qui a encore vécu cinq jours!
J'ai moi-même décousu le drap qui enveloppait un homme
dont la mort ne datait pas d'un quart-d'heure. Partout j'ai
vu le même empressement à se débarrasser des morts. C'est
un point sur lequel l'autorité doit apporter toute sa surveillance.

présente à sa surface interne une assez grande quantité de follicules muqueux développés comme ceux des gros intestins dont nous allons parler.

Cavité abdominale. Tout le péritoine est injecté en rouge. Le paquet intestinal est d'un rose foncé. Le tube digestif ne paraît pas diminué de capacité. L'on trouve dans toute son étendue un liquide crémeux, grisâtre ou rougeâtre, d'une odeur nauséabonde et semblable à la matière des évacuations. Je l'ai décrit sous le nom de diarrhée de la quatrième espèce. La surface interne des intestins est rosée dans toute son étendue. L'on trouve dans les intestins grêles, surtout vers la fin, des plaques de Peyer très-développées. Dans les gros intestins, on voit des follicules isolés de la grosseur d'un grain de millet ou de chenevis, et pleins d'un liquide laiteux.

Le foie est plus pâle et plus jaune que de coutume. La vésicule biliaire est distendue par de la bile visqueuse et d'un vert foncé.

Souvent on trouve dans les reins un liquide blanc, épais, ressemblant à du pus.

Toujours la rate est ridée et comme atrophiée.

Toujours aussi la vessie est rétractée, vide et rouge à l'intérieur.

Les muscles paraissent décolorés.

Les artères contiennent un peu de sang noir, liquide, et les veines en sont gorgées. Leurs tissus ne semblent pas altérés.

J'ai trouvé les mêmes altérations chez les quatre individus que j'ai pu ouvrir. Ce n'est point éton-

nant, puisqu'ils étaient morts dans les mêmes circonstances.

Convalescence, rechutes, récidives. La convalescence est, en général, longue et difficile, et les
rechutes sont fréquentes. Il n'est peut-être pas de
maladie qui exige tant de précautions et de ména-
gemens pour arriver à un rétablissement complet.
L'estomac et les intestins sont incapables de remplir
leurs fonctions : si l'on ne prolonge pas une diète
sévère, de nombreuses indigestions viennent aggra-
ver la position du malade, le replongent dans son
premier état, ou amènent une susceptibilité du tube
digestif, telle que les premières voies repoussent tout
aliment et toute boisson ; d'où résultent une faiblesse et un marasme augmentés souvent par un
dévoiement abondant. Cette grande susceptibilité
des organes digestifs ne s'observe pas seulement
chez les personnes convalescentes du choléra. J'en
ait vu beaucoup qui n'avaient éprouvé que les prodromes de cette maladie, qui pourtant se sont donné
jusqu'à huit ou dix indigestions en mangeant un peu
de soupe ou un œuf. Il faut donc, dans tous les cas, être
très-prudent ; attendre, pour prendre quelque nourriture, la conscience du besoin et le sentiment des
forces de l'estomac. Il ne faut pas prendre pour un
appétit réel cette envie de manger qu'ont les malades. Il ne faut pas se forcer à manger, dans l'espoir
de ranimer les forces ; il ne faut pas que les premiers alimens soient des confortans, comme du
consommé, du bon vin, etc. Telles sont pourtant

les erreurs funestes où tombent la plupart des malades et de leurs proches. Le bouillon de poulet,
dégraissé par le refroidissement, donné d'abord par
cuillerées, et successivement augmenté, est ce que
j'ai toujours vu réussir le mieux.

C'est peut-être aux écarts de régime et aux autres
imprudences, autant qu'à la nature de la maladie,
que sont dus les fréquentes rechutes et les reliquats
qu'on a observés quelquefois ; les rhumatismes articulaires, les anasarques, etc. Il est à remarquer que
la dyssenterie de l'année dernière a été très-fré-
quemment suivie des mêmes accidens.

Je ne connais pas de récidive bien constatée.
L'on a, il est vrai, cité à Blois un charron comme
ayant eu deux fois le choléra ; mais le médecin n'a-
vait pas fait sa déclaration la première fois ; mais
fort peu de temps s'était écoulé entre les deux atteintes. Peut-être n'a-t-il eu qu'une cholérine la première fois; peut-être n'en était-il pas entièrement guéri. En un mot, je regarde ce fait comme non avenu.

Nature et siége. Cette double question est difficile, et je suis loin d'avoir la prétention de la résou-
dre complètement. Comment, en effet, connaître la
nature d'une maladie dont on ignore entièrement la
cause essentielle ? Où placer son siége, quand toute
l'économie paraît si profondément lésée ; quand le
trouble de toutes les fonctions arrive aussi promptement? C'est pourtant cette dernière considération,
la succession des symptômes, qui peut presque
seule nous aider à localiser cette maladie.

Je l'ai dit, et je le répète, parce que cette proposition me paraît tout-à-fait démontrée et de la dernière importance : il n'y a pas de choléra foudroyant. Toujours une diarrhée de quelques jours,
ou de quelques heures au moins, précède les autres
accidens, c'est-à-dire le choléra déclaré ou confirmé.
Ainsi, la digestion intestinale est la première fonc-
tion notablement troublée. Il est donc probable que
l'intestin est le siége de la maladie au début. Toutefois il existe déjà ordinairement un malaise et une
faiblesse qui ne peuvent point être produits par
l'abondance des évacuations, et qui prouvent que
dès-lors il y a une affection générale. Mais ces deux
derniers symptômes n'arrivent pas toujours aussitôt
que la diarrhée, et sont beaucoup moins remarquables. De plus, si le mal est pris à ce moment, et si
des soins convenables sont administrés (diète sévère,
lavemens, quelquefois sangsues à l'anus, plus rarement purgatif ou vomitif), l'on prévient, le plus
souvent, le développement de la maladie. Si, au
contraire, l'on continue à manger, comme on le
fait sans grand accident pendant le cours d'une
diarrhée ordinaire, une forte indigestion se déclare :
c'est le début du choléra ! Cette susceptibilité inso-
lite, le succès obtenu dans le premier cas, en appli-
quant le remède sur le tube digestif, sont pour
moi de fortes présomptions que cet organe est
primitivement affecté. Que presque tous les autres
le soient un peu plus tard, ou par sympathie, ou par
enchaînement d'effets, ou encore par extension de la

cause première; c'est ce que personne, je pense, ne
niera. Mais une question plus difficile se présente :
La cause, dont le premier effet apparent est sur le
canal intestinal, est-elle primitivement et directe-
ment appliquée sur cet organe? (agit-elle comme un
poison corrosif?) ou bien est-elle dans l'économie,
soit dans le système nerveux, soit dans le sang, soit
ailleurs, avant de se localiser sur le tube digestif?
(Agit-elle comme un poison septique?) C'est ici que
les faits nous abandonnent, et qu'il faut entrer dans le
champ des conjectures, des probabilités. Pour moi,
si j'étais obligé de bâtir aussi mon système, je dirais
que la cause du choléra-morbus, analogue aux poisons septiques, est d'abord dans l'économie en général ; qu'elle se localise sur le tube digestif par une
sorte de prédilection, de spécificité; qu'ensuite son
action sur le système nerveux et sur le sang devient
plus marquée (1).

D'après cette théorie, la cause du choléra serait
du genre des poisons septiques. Mais, je me hâte de
le répéter, c'est une manière d'expliquer les faits, et
non une théorie démontrée.

Si l'on était plus d'accord sur la valeur des signes
des altérations pathologiques, cette précieuse source
de lumière aurait pu fertiliser le champ de nos recherches. Mais on en est revenu à demander quels
sont les signes pathologiques d'une inflammation à

(1) Il existe une ressemblance frappante entre les symptômes du choléra et ceux assignés par M. Orfila à l'empoisonnement par les boudins fumés.

ceux qui voient constamment des traces d'inflammation sur le tube digestif des victimes du choléra.
Il faut convenir néanmoins que, de part et d'autre,
l'on a apporté dans la discussion une égale bonne
foi, un égal amour du vrai, un égal talent. Et pourtant l'on est arrivé à un but opposé, ou plutôt l'on
n'a fait aucun pas; rien n'est démontré (1).

Si l'on admettait que le choléra est une inflammation du tube digestif (je suis peu compétent pour
me prononcer sur cette question, n'ayant presque
pas fait d'autopsie), la question serait encore loin
d'être résolue complètement. Car ce ne pourrait
être qu'une inflammation spécifique, et non une inflammation simple. En effet, les symptômes du choléra ne sont pas ceux de la gastro-entérite portés
au plus haut degré; ils sont tout différens. Les altérations organiques sont bien différentes aussi; car
une gastrite, aussi aiguë qu'on la suppose, laisserait
assurément des traces évidentes pour tous. Enfin,
le caractère particulier de la diarrhée suffirait pour
différencier cette inflammation de toutes les autres.

Mais dire qu'il y a inflammation spécifique, c'est
dire que nous ne connaissons pas le genre d'altération
organique. Or, la cause de la maladie et l'altération spéciale des organes étant inconnues, la nature
du mal reste également inconnue. Aucun traitement
n'est donc indiqué rigoureusement par le raisonne-

(1) Je n'ai garde d'intervenir, comme juge, dans un procès
fameux plaidé naguère au tribunal de l'opinion publique.

ment; et l'expérience peut seule nous apprendre quel est celui qui offre le plus de chances de succès.

Le savant professeur du Collége de France a cru pouvoir expliquer tous les symptômes du choléra, en admettant comme primitif l'affaiblissement des contractions du cœur (resterait alors à expliquer cet affaiblissement). Ainsi, il attribue la cyanose à la stase du sang dans les veines, et celle-ci au défaut d'impulsion du cœur. Mais si la cyanose était un effet purement physique de la faiblesse d'impulsion du cœur, toute cause mécanique qui rendrait presque nulle cette impulsion, devrait produire la cyanose. Or, dernièrement, j'assistais à une amputation de cuisse sur un homme atteint de gangrène sénile : il n'y eut pas un jet de sang ! On leva la compression de la fémorale, et l'on en obtint à peine quelques gouttes. On ne fit que deux ligatures, et il n'y eut pas d'hémorrhagie. Le malade est mort, et nous avons trouvé toutes les artères des membres abdominaux presqu'entièrement obstruées ; celles qui fournissaient aux intestins étaient également plus d'à demi diminuées de calibre par des ossifications. Le sang, arrivé aux capillaires, avait certainement perdu l'impulsion qu'il avait reçue du cœur, puisqu'il ne sortait pas en jet, même des grosses artères. Cependant le malade n'était nullement cyanosé, et il ne présentait aucun des autres symptômes du choléra, diarrhée, etc. Je pense donc que cette explication est défectueuse, et je ne saurais regarder les évacuations cholériques, et surtout la cyanose,

comme les résultats physiques d'une cause mécanique.

Mode de propagation. Le choléra-morbus asiatique est-il contagieux? Il est peu d'hommes de
l'art qui n'aient eu mille fois à répondre à cette question. Au commencement de l'épidémie de Paris, la
plupart des médecins des hôpitaux, pour rassurer
la population, ont cru devoir déclarer qu'ils ne
croyaient pas à la contagion. Cette déclaration, qui
ne pouvait pas encore être basée sur l'observation
d'une masse de faits bien considérable, avait un
motif si louable qu'elle ne sera blâmée, je pense, par
aucun homme sage, quand même il ne la croirait
pas sincère (1). Au reste, tout ce que ces médecins
pouvaient dire, c'est qu'ils ne connaissaient aucun
fait de contagion; et l'on sait qu'en ce genre, mille
faits négatifs ne sauraient en renverser un seul positif
bien constaté. Tant que l'épidémie a régné en Loir-
et-Cher, jamais je ne me suis prononcé ni pour ni
contre la contagion : d'abord, parce que les faits
me manquaient; plus tard, parce que je ne voulais
ni donner une confiance que je croyais pouvoir être
funeste, ni inspirer une crainte qui eût fait abandonner tous les malades. Ma réponse habituelle était
celle-ci : « Voyez ce que je fais; voyez si je crains
d'approcher des malades, de les toucher. » Mais
aujourd'hui je n'ai plus le même motif de réserve;

(1) L'on sait que l'un des signataires de cette déclaration,
homme fort honorable, s'est rétracté.

le temps de dire la vérité toute entière est arrivé. Le faire est, à mon sens, un devoir d'autant plus obligé, que les médecins des petites villes et des campagnes sont bien mieux placés que ceux de Paris pour recueillir des faits de cette nature, et que c'est à eux surtout qu'il appartient d'éclairer du flambeau de l'observation ce point encore obscur de la science.

Je commencerai par rapporter des faits; j'en tirerai ensuite les conséquences rigoureuses.

Mais avant tout posons quelques principes, quelques définitions de mots, afin de mieux nous entendre sur les choses. Je crois qu'on aurait beaucoup moins discuté sur la contagion, si l'on avait toujours donné à ce mot la même signification. Mais les uns, se conformant à l'étymologie du mot, n'accordent l'épithète de contagieuses qu'aux maladies susceptibles de se transmettre par le contact (*tangere cùm*); seulement ils admettent deux espèces de contagion : par *contact immédiat*, celle qui résulte du rapport immédiat de l'homme malade avec l'homme sain ; et par *contact médiat,* celle qui résulte du rapport médiat de l'homme malade avec l'homme sain au moyen des vêtemens ou de quelque corps solide ou liquide. En sorte que la transmission à un homme sain d'une maladie au moyen d'un principe émané d'un homme malade, n'est pas un cas de contagion par cela seul que ce principe a l'air pour véhicule. D'autres, s'attachant plus aux choses qu'aux mots, s'occupant peu des distinctions scholastiques, tenant bien plus à ne pas disjoindre des choses de même nature, diffé-

rentes seulement dans la forme, et considérant pour
beaucoup les conséquences pratiques, adoptent une
définition plus grande et plus scientifique ; ils appel-
lent contagieuse toute maladie susceptible de se
transmettre *identique* par une émanation quelconque d'un individu malade à un individu sain placé
dans des circonstances convenables.

Cette seconde définition me semble plus judi-
cieuse que l'autre. En effet, que la cause spécifique,
que la matière morbifique soit solide, liquide ou
gazeuse, qu'elle se transmette pour ainsi dire de la
main à la main ou par une lancette imprégnée d'un
liquide, ou par le contact d'un drap ; ou bien qu'elle
ait pour véhicule l'atmosphère, quelle différence y
a-t-il, si ce n'est que dans ce cas elle est plus sub-
tile, et que les précautions à prendre pour s'en pré-
server sont plus difficiles et plus nécessaires ? Du reste,
le fait est toujours le même : c'est toujours *absorption du même principe produisant la même maladie.*
Comment donc pouvez-vous dire que dans un cas
il y a virus, et dans l'autre miasme ? Connaissez-vous
donc la nature des virus et celle des miasmes ? Pour
nous qui ne les connaissons pas, qui ne jugeons ces
causes que par leurs effets identiques, nous ne con-
cevons pas la différence qu'on établit entre un corps
suspendu dans l'air et le même corps ayant un
liquide ou un solide pour véhicule ; tandis qu'on
n'en trouve pas en considérant ce même corps com-
parativement sous les états solide et liquide. C'est
prétendre que de la poussière répandue dans l'air

n'est pas de même nature que la même poussière
mêlée à un corps solide ou bien suspendue ou dis-
soute dans un liquide. Mieux vaudrait dire que la
vapeur d'eau n'est pas le même corps que l'eau
liquide ou la glace.

Quoi qu'il en soit, l'on admet en général qu'une
maladie qui atteint simultanément un grand nombre
d'individus peut se propager de trois manières :
1° par *contagion,* c'est-à-dire par le contact médiat
ou immédiat d'un individu malade; 2° par *infection,*
c'est-à-dire par l'absorption d'*effluves marécageuses,*
ou de *miasmes* émanés du corps de l'homme malade,
ou d'*émanations putrides,* résultant de la décom-
position des substances animales; 3° par mode purement épidémique (1), c'est-à-dire par des changemens brusques survenus dans les propriétés physiques
de l'atmosphère.

La différence entre cette manière de voir et la
nôtre, grande au fond, est petite dans la forme. En
effet, si vous vouliez restreindre l'expression *infection miasmatique,* et n'entendre par là que l'absorption d'un principe émané d'un corps sain ou malade
et pouvant *produire* une maladie *quelconque,* écar-
tant l'absorption d'un principe émané d'un corps
malade *reproduisant* constamment la *même* maladie, nous adopterions votre définition. Mais alors

(1) Jusqu'ici j'ai employé le mot *épidémie* dans son sens
étymologique : maladie qui frappe un grand nombre d'individus à la fois, ἐπι δημος, sans considérer le mode de propagation.

votre classification ne serait pas complète ; elle ne
pourrait pas recevoir ce dernier cas spécial. Que si
vous vouliez le comprendre dans la contagion, alors
nous serons entièrement d'accord.

En attendant, pour me conformer autant que
possible au langage reçu, par infection miasmatique
j'entendrai l'absorption d'un principe émané d'un
corps malade reproduisant la même maladie chez
un homme sain, placé dans des circonstances convenables.

Arrivons aux faits :

1º La femme Houssé habitait à Blois une rue
où le choléra avait déjà paru. Elle-même ressentait
l'influence épidémique. Elle quitte la ville et arrive
mal portante à Monteaux. Elle est prise du choléra
le 13 mai au matin, et le 13 au soir elle n'existait
plus. Sa voisine, la femme Marné, fut constamment
auprès d'elle pendant sa maladie ; elle l'ensevelit et
lava des linges qui lui avaient servi. Le lendemain 14, cette femme Marné se lève *encore bien
portante;* deux heures après son lever elle est prise
d'une diarrhée abondante sans coliques. Trois heures
plus tard elle avait le choléra déclaré, et le soir elle
était morte. La crainte de la contagion a empêché
cette malheureuse de recevoir des secours de ses
voisines. Les médecins seuls lui ont donné des
soins.

Monteaux n'avait encore offert aucun des prodromes du choléra. Ce bourg est à six lieues de
Blois, point infecté le plus proche. Il y avait

long-temps que la Marné n'était sortie de sa commune ; depuis cette femme, si malheureusement
abandonnée, personne à Monteaux, ni dans les
environs, n'a eu le choléra (1).

2° L'épidémie régnait depuis quelque temps à
Beaugency. Le 29 mai un habitant de cette ville,
conduit par ses affaires à Autainville, est pris du
choléra avant d'y arriver. Transporté dans ce bourg,
il ne tarde pas à succomber. Trois jours après, une
femme d'Autainville, qui depuis long-temps n'avait
pas quitté le pays, mais qui avait lavé les vêtemens
du malade de Beaugency, est atteinte du choléra et
meurt en 24 heures. Pour être entièrement véridi-
que, je me hâte d'ajouter que cette femme était mal
portante depuis quelque temps. Toutefois l'on n'avait
pas encore remarqué à Autainville ni dans les environs les prodromes de l'épidémie. Le point infecté
le plus proche était Beaugency, à 7 lieues. La crainte
de la contagion avait fait abandonner cette dernière
victime. Cependant quelques jours après l'on commença à observer à Autainville l'indisposition qui
annonce ordinairement l'arrivée de l'épidémie. En
effet, le choléra y parut une quinzaine de jours
après et atteignit un grand nombre d'habitans.

3° Un vieil officier de santé, profond politique,
qui croyait aux empoisonnemens et non au choléra,
habitant Saint-Léonard, à une lieue et demie d'Au-

_____

(1) M. Gendron, de Vendôme, a rapporté un fait semblable dans la Gazette médicale du 29 décembre.

tainville, avait donné ses soins aux deux premiers
cholériques de cette commune. Le 5 juin il est pris
du choléra; conséquent avec lui-même, il ne veut
recevoir aucun secours, et meurt après quelques
heures de maladie. Il n'y a pas eu d'autre cholérique à Saint-Léonard, et la santé des habitans en
général n'a pas cessé d'être bonne.

4° A Thézée, bourg situé sur la rive droite du
Cher, à deux lieues de Saint-Aignan et de Montrichard, villes où le choléra avait déjà paru, rien n'annonçait l'arrivée prochaine de l'épidémie; une femme
pourtant était mal portante depuis quelque temps.
Le 26 juin elle fut prise du choléra; elle reçut des
soins de sa sœur, qui habitait l'autre extrémité du
bourg. Chez celle-ci le choléra-morbus se déclara
le 28, après une diarrhée de quelques heures, et fut
promptement mortel. Son père et sa mère, qui l'a-
vaient soignée, eurent un sort entièrement pareil.
Comme leur fille, ils se portaient tout-à-fait bien
deux jours avant leur mort, et n'avaient point quitté
Thézée depuis long-temps. Ces malheureux furent
presque entièrement abandonnés pendant leur maladie; cependant ils reçurent de courtes visites de
deux fils qui habitent à peu de distance dans des
endroits différens : tous deux ont été pris, non pas
du choléra, mais de quelques-uns de ses symptômes,
de la cholérine (1). L'épidémie n'a pas atteint d'autres personnes à Thézée.

(1) Ils ont été déclarés comme cholériques, mais je les ai
vus malades et je ne les ai pas regardés comme tels.

5° C'était au mois d'août, la moisson avait attiré un grand nombre d'étrangers dans la commune d'Ouzouer-le-Marché, où régnait le choléra. La femme Després, d'une commune du Loiret non infectée, était reçue dans une maison du village de Vignes; elle fut passer un jour à Ouzouer, près d'une parente atteinte de la maladie; elle en revint bien portante; mais le lendemain elle eut la diarrhée. Le jour suivant le choléra se déclara et la conduisit promptement au tombeau.

Trois jours après, une personne de la maison où la femme Després avait été reçue à Vignes fut prise de diarrhée; bientôt le choléra et la mort suivirent. Depuis, plusieurs autres habitans de ce village furent atteints de l'épidémie; mais ce furent là les deux premiers cas.

6° Une femme d'une commune non infectée, momentanément à Ouzouer, consentit à soigner la femme Radouin, qui avait le choléra. Il n'y avait pas encore deux jours qu'elle était dans la maison, qu'elle fut prise d'une diarrhée abondante suivie promptement du choléra : elle n'y résista que quelques heures.

La veuve Marguin et la femme Leroy, qui étaient allées à Ouzouer pour donner des soins, la première à sa fille, la seconde à sa bru, furent également atteintes de l'épidémie et en moururent.

Parmi les nombreux étrangers qui se trouvaient à Ouzouer, pas d'autre que ces quatre femmes ne fut atteint de l'épidémie. Je ne crois pas que d'autres qu'elles aient soigné des malades.

5

7º M. Boucher, médecin à Château-Regnault, mal
portant depuis quelques jours, avait vu, dans la ma-
tinée du 5 septembre, le premier cholérique de cette
petite ville d'Indre-et-Loire. Le 6 au matin il avait lui-
même le choléra, et le soir Château-Regnault pleu-
rait ce généreux et excellent citoyen. Il fut soigné,
frictionné par sa femme, sa fille, sa belle-sœur, son
gendre, les deux domestiques de la maison et une
garde. De ces sept personnes quatre ont eu la cholérine les jours suivans ; une cinquième, après plusieurs
jours de diarrhée, est prise du 11 au 12 du choléra
déclaré (1). Une des domestiques, après une diarrhée
de quelques heures, est atteinte du choléra le 8 au
matin, et elle meurt le soir. Elle est soignée par
l'autre domestique et par deux femmes de la ville.
Cette seconde domestique et l'une des deux femmes
sont prises du choléra du 9 au 10, et succombent ;
l'autre femme a la cholérine. Ainsi sur dix personnes,
dont trois n'habitent pas la même maison que les
sept autres, cinq ont le choléra, et cinq la cholérine,
et l'on remarque à peu près la même succession dans
l'invasion de la maladie et dans les rapports avec
les malades. Les maisons voisines n'ont pas eu de
cholérique. Une seule personne de la maison Bou-

(1) Cette malade, après être restée plus de quinze jours
en danger imminent, a présenté comme crise finale une
urticaire étendue sur toute la surface du corps, qui n'a duré
que vingt-quatre heures et a été accompagnée de peu de
prurit. Dès ce moment le mieux a été remarquable et sou-
tenu.

cher a été entièrement préservée ; c'est un enfant qui n'a point approché les malades et qu'on a éloigné de Château-Regnault le 9 septembre. Cette dernière circonstance est, pour le dire en passant, un des faits nombreux qu'on pourrait citer pour prouver que le danger des émigrations n'est pas si grand qu'on l'a fait. J'ai peine à comprendre les raisons qui ont fait conseiller de renoncer à ce moyen d'hygiène, le plus simple et le plus efficace de tous : fuir le lieu infecté, c'est-à-dire la cause de la maladie.

8° Pasquiet, cantonnier, d'une mauvaise santé, n'ayant point quitté Lestiou, où rien n'annonçait l'arrivée prochaine du choléra, mit, le 27 octobre, des bas que sa femme avait achetés à la veuve d'un cholérique de Beaugency. Ces bas avaient servi à l'homme de Beaugency pendant sa maladie ; mais depuis ils avaient été lavés à l'eau chaude. Le 31 octobre Pasquiet est pris de dévoiement ; le 1er novembre il avait le choléra, et le 6 il était mort.

9° La femme et un enfant de Pasquiet l'ont suivi de près au tombeau. La maladie de l'enfant a commencé le 6 novembre, et celle de la mère le 7 ; tous deux ont eu le dévoiement un jour, et le choléra à peu près le même temps.

La famille Pasquiet demeurait dans une espèce de faubourg de Lestiou, séparé de la grosse portion du bourg par un espace vide de maisons de 50 à 100 pas. Les deux parties sont tout-à-fait dans la même position topographique. Cependant la maladie s'est étendue autour de la maison de Pasquiet, et n'a atteint personne dans l'autre portion du bourg. Il est à noter que personne de cette partie n'a visité les malades de l'autre.

10° La femme Gareau, du bourg d'Avaray, où rien n'annonçait l'épidémie, est allée le 10 novembre à Lestiou voir une de ses parentes malade du choléra; elle n'est restée que quelques heures auprès d'elle; mais elle l'a touchée, embrassée. Le 12 au matin elle fut prise de diarrhée; bientôt le choléra s'est déclaré : il n'a pas été mortel.

11° Son enfant, qui avait continué à coucher à côté d'elle, fut pris du choléra le 15 après quelques heures de dévoiement. Il est mort après quinze heures de maladie.

La maison de la femme Gareau est au milieu du bourg; cependant aucune autre n'a été envahie par la maladie.

12° Peneau, journalier, demeurant à Blois, fut attaché au service de l'hôpital des cholériques de cette ville tant qu'il fut ouvert. Plus tard je le conduisis à Autainville, où la crainte de la contagion empêchait de trouver des garde-malades; je le menai ensuite à Ouzouer-le-Marché. A son retour je l'envoyai près de la famille Boucher à Château-Regnault.

Ainsi cet homme, nullement habitué à l'air des hôpitaux, buvant quelquefois un peu plus que de raison, sans être ivrogne; du reste se portant bien, dans la force de l'âge, ne craignant point la contagion, n'ayant jamais eu de maladie contagieuse, cet homme

a été pendant deux ou trois mois plongé dans des
foyers épidémiques, employé jour et nuit, jusqu'à la
dernière fatigue, à frictionner les cholériques, à ensevelir les morts, à lessiver leurs vêtemens; en un
mot, il est impossible de réunir autour d'un homme
plus de conditions propres à développer en lui le
choléra-morbus, et cependant Peneau n'a pas éprouvé
la plus petite indisposition !

13º Dumont, premier habitant de Blois atteint du
choléra, avait un petit chien; cet animal, pendant la
courte maladie de son maître, s'est toujours tenu
sous son lit. Le lendemain, il fut pris de vomissement
et de dévoiement d'une matière crêmeuse. Il était
froid et ne pouvait se tenir sur les pattes; il mourut
le même jour. L'on ne trouva dans le tube intestinal
qu'une matière semblable à celle des évacuations(1).

Je vais grouper ces faits, résumer les points principaux qu'ils présentent, afin que les conséquences
que j'en tirerai, rapprochées des prémisses, paraissent plus rigoureuses.

A. Dans plusieurs pays les premiers malades n'a-
vaient point été dans un lieu infecté, n'avaient eu
aucun rapport direct avec des cholériques; il ne
paraît pas permis de supposer que dans tous ces cas
il y ait eu des rapports indirects; car ces rapports
n'auraient pu avoir lieu qu'au moyen d'objets qui
auraient servi à des malades, et dans plusieurs cas

(1) Je ne veux tirer aucune conséquence de ce fait, mais
il m'a paru assez remarquable pour devoir être rapporté.

les renseignemens que je me suis procurés sont op-
posés à cette supposition, d'ailleurs tout-à-fait gra-
tuite. Dans tous ces cas l'invasion du choléra a été
précédée d'une indisposition générale très-remar-
quable. Tout ceci résulte des faits généraux et de la
marche de la maladie (1).

B. Dans les onze premiers numéros, qui com-
prennent un assez grand nombre de cas, l'on voit
partout des individus sains, tous bien portans, ex-
cepté deux ou trois, se mettant en rapport médiat
ou immédiat avec des individus malades, puis
atteints de la même maladie *identique.* En effet,
quoique le choléra-morbus n'ait pas des phases dé-
terminées, il conserve depuis si long-temps un caractère tellement propre, qu'on peut dire qu'il est toujours le même, sauf les différences d'intensité. La
syphilis n'apparaît-elle pas avec des symptômes et
des phases plus variables? La variole elle-même, le
type des maladies contagieuses, éprouve d'aussi
grandes variations d'après son degré d'intensité;
car, pour moi au moins, la variole, la varioloïde et
la varicelle, pouvant se reproduire mutuellement,
ne sont que des degrés des variétés de la même
maladie.

C. Chez tous il s'est écoulé à peu près le même
temps entre l'époque des rapports avec les malades
et celle de l'invasion de la maladie, trente-six à
soixante-douze heures.

D. Presque tous n'ont eu pour prodromes qu'une

(1) *Voy.* Blois, Romorantin, etc.

diarrhée de quelques heures, mais abondante et caractéristique. En général, dans ces cas, la maladie
a été extrêmement violente et presque toujours
mortelle.

E. Dans deux circonstances (n°s 2 et 5), un individu venant d'un lieu infecté est pris du choléra
dans un endroit où rien n'annonçait l'arrivée de
l'épidémie. Une des personnes qui ont le plus de
rapports avec lui tombe malade, et l'épidémie
s'étend.

F. Dans deux autres endroits (n°s 1 et 10) où
il n'y avait pas d'indispositions générales, le premier
malade est également un individu venant d'un lieu
infecté, et le second celui qui a le plus de rapports
avec lui. Mais ce second n'est approché de personne,
et la maladie ne va pas plus loin.

G. D'un grand nombre d'étrangers venus dans
un pays infecté, quatre soignent des malades; tous
quatre tombent malades et tous les autres sont épargnés (n°s 5 et 6).

H. Dans un cas (n° 3), un individu habitant un
pays sain visite un malade dans un pays sain, et
tombe malade. Pas d'autre habitant du même endroit n'a le choléra.

I. Souvent (n°s 1, 4, 7, 9, 11, etc.), un individu
ayant eu des rapports médiats ou immédiats avec
des cholériques et ayant été pris lui-même du choléra, les personnes qui ont eu des rapports avec lui
ont été atteintes de la maladie, tandis que les mai-

sons voisines qui n'avaient point eu de relations avec celle du malade n'ont pas eu de cholériques, quoi-qu'elles fussent très-rapprochées de celle-là, et tout-à-fait dans la même position topographique.

K. Quelquefois des individus soumis à la cause du choléra, quelle qu'elle soit (qu'on admette la contagion, l'infection ou l'épidémie), n'en ont éprouvé aucune influence (n° 11. Si je ne rapporte que ce fait, c'est qu'il me paraît très-suffisant).

Quelles conséquences tirer de ces prémisses?

a. Je commence par reconnaître que beaucoup de faits ne peuvent s'expliquer par la contagion, non plus que par l'infection miasmatique. Il est donc nécessaire d'admettre par voie d'exclusion, pour certains cas, le mode de propagation épidémique, soit qu'on suppose ou non l'infection effluvienne ou putride. Je ne connais aucun fait qui puisse jeter quelque jour sur ce point, et il me paraît ne pouvoir être éclairé que par des analyses chimiques; mais l'on sait que nos moyens d'investigation sont bien bornés dans ce genre de recherches; et le sens de l'odorat nous en donne à chaque instant la preuve, en nous attestant que l'air d'une chambre dans la-quelle est un bouquet de roses n'est pas le même que celui d'une pièce où est déposé de l'ail, quoique la chimie n'y voie pas de différence. Toutefois il me semble que, si d'un côté, en considérant l'influence évidente des changemens de temps et surtout des orages sur le choléra, il est difficile de ne pas ad-

mettre que les propriétés physiques de l'air soient
pour quelque chose dans la production de ce fléau ;
d'un autre côté, il est impossible de ne pas lui supposer une autre cause, soit dans les propriétés chimiques de l'air, soit ailleurs, en voyant qu'il n'a été
arrêté par aucune constitution atmosphérique.

b. Il est des faits assez nombreux (*B, C, D,*
E, G) qui s'expliquent très-bien par la contagion
ou l'infection miasmatique, et qui ne peuvent s'expliquer par les autres modes de propagation épidémiques, qu'en supposant une foule de circonstances
fortuites.

En effet, dans ce dernier système, le hasard seul
aurait fait que souvent la première personne atteinte
dans un endroit avait communiqué avec un cholérique ; ce serait aussi au seul hasard qu'il faudrait
attribuer cette suite de choléras que d'autres regar-
dent comme une sorte de filiation contagieuse ; ce
serait par hasard que parmi un grand nombre d'étrangers ayant séjourné dans un pays infecté, ceux qui
ont soigné les malades auraient été *tous* et *seuls*
atteints de la maladie ; c'est encore à ce mot si com-
mode de hasard qu'il faut recourir pour expliquer
(si c'est expliquer) cette circonstance tout-à-fait
remarquable, que dans tous ces cas il s'est toujours
écoulé à peu près le même temps entre le moment
où l'homme sain a communiqué avec le malade,
et celui où il a été pris de la même maladie ; etc., etc.
Il faut convenir que c'est un bien grand hasard que
de voir tant de hasards réunis.

c. Il est des cas qui ne peuvent s'expliquer que par la contagion ou l'infection miasmatique et non autrement (*F*, *H*). En effet, si ces individus, atteints de la maladie par hasard du deuxième au troisième jour après avoir communiqué avec des malades, avaient succombé à l'influence épidémique, cette influence ne se serait pas portée seulement sur eux, sur leurs maisons ; elle se serait fait ressentir sur les voisins. Car c'est le propre des causes épidémiques de s'étendre dans un rayon assez grand, et sans doute il n'y avait pas dans chaque bourg une seule personne apte à recevoir cette cause. Cependant une seule a été atteinte, et c'est celle qui avait communiqué avec un cholérique. Elle l'a été assez brusquement et sans qu'aucune indisposition générale ait annoncé dans le pays l'influence épidémique. Elle a été abandonnée, et personne après elle n'a eu la maladie. Est-ce encore le hasard qui produit de semblables faits ?

d. Le choléra-morbus a de grands points de ressemblance avec la contagion ou l'infection miasmatique, et diffère beaucoup des épidémies ordinaires. Faisons-le voir :

Le fait reconnu de tout le monde que le choléra attaque rarement une seule personne dans une maison, et que le plus souvent, une fois entré, il prend la plupart des habitans, n'a rien que de très-ordinaire dans le premier système ; dans le second, au contraire, il faudra, pour l'expliquer, admettre une foule de petits foyers épidémiques, ce qui n'est point du tout ordinaire ; ou bien il faudra supposer partout des causes secondaires locales acquérant tout-à-coup une influence très-grande, au moment où un individu tombe malade ; mais d'où viendra cette influence, si ce n'est du corps du malade ?

Le temps à peu près constant que nous avons vu s'écouler entre le moment des rapports de l'individu malade avec l'individu sain, et celui de la maladie chez ce dernier, est un hasard extraordinaire dans le système de l'épidémie, et un fait constant dans la contagion, c'est le temps d'incubation.

Des individus qui sont allés voir des cholériques et qui ne sont restés que quelques heures auprès d'eux ont eu bientôt la maladie. C'est bien assez pour gagner une maladie contagieuse ; mais il faut ordinairement être exposé plus long-temps à une cause épidémique pour en éprouver des effets aussi terribles. Je sais qu'on a vu des fièvres pernicieuses se déclarer aussi brusquement ; mais ce n'est point un fait ordinaire.

Le choléra-morbus voyage depuis quelques années dans toutes les parties du monde, sans avoir de route fixe, allant souvent et revenant quelquefois ; s'avançant de proche en proche, ou bien par sauts et par bonds ; marchant tantôt dans le sens des courans d'air, tantôt dans un sens opposé, mais suivant fréquemment les routes et les fleuves. Quelle épidémie a-t-on vu suivre une marche semblable ?

J'en ai dit assez sur la contagion et l'infection

miasmatique comparées aux autres infections et à l'épidémie. En vérité, ou je suis moi-même dans une profonde erreur, ou bien, pour n'admettre dans la propagation du choléra-morbus que le mode épidémique, avec ou sans infection non miasmatique, il faut être ennemi systématique de la contagion et avoir déclaré guerre à mort à toutes les mesures sanitaires.

e. Si l'on va plus loin, que si l'on demande s'il faut admettre la contagion et l'infection miasmatiques, ou bien l'une des deux seulement, la question devient bien plus difficile, car l'on ne peut toucher un malade sans l'approcher, et on ne l'approche guère sans le toucher; dès-lors, en général, quand on s'expose à l'un de ces modes de propagation, l'on s'expose à l'autre. Cependant il est quelques faits qui peuvent éclairer ce point. En effet, il paraît (n°s 2 et 8) que les vêtemens qui ont servi à des cholériques peuvent communiquer la même maladie à des personnes saines qui n'ont eu aucun rapport direct avec des malades ; c'est-à-dire que le choléra peut se communiquer par le *contact médiat;* par conséquent il peut aussi se communiquer par *contact immédiat.* Mais comment un vêtement peut-il communiquer le choléra? C'est certainement en transmettant d'un individu malade à un individu sain une molécule *cholérigène,* suivant l'expression très-convenable de M. Bouillant. Or, cette molécule que nous ne pouvons saisir est certainement très-tenue. Il est donc probable qu'elle peut être en suspension dans l'air.

L'on peut donc regarder l'infection miasmatique comme probable.

L'on voit que je viens me jeter entre les contagionistes et les anti-contagionistes absolus. Peut-être recevrai-je les coups des deux côtés; non que je me flatte de l'honneur d'une amère critique. Mais peut-être les deux extrêmes, me regardant comme un de ces hommes à petite portée qui ne font qu'entrevoir les vérités, m'accableront-ils de l'arme du dédain. Peut-être..... Mais ceux qui seront justes reconnaîtront au moins ma bonne foi et mes bonnes intentions.

Je m'attends à une objection : Choisissez, me dira-t-on, entre la contagion et l'épidémie; mais vous ne pouvez prendre les deux, car l'une exclut l'autre. *Une contagion ne peut se développer spontanément dans un individu qui n'aurait pas été imprégné.* (Dict. des Scien. Médic.) Mais vous-même prenez soin de vous réfuter dans le même article, en disant : *Il est des maladies qui, bien qu'essentiellement contagieuses, peuvent encore devenir épidémiques; la petite vérole est de ce nombre.* Et en effet toute maladie contagieuse n'a pas été de toute éternité; toutes au contraire ont eu un début spontané. Pourquoi si une est perdue, ne se reproduirait-elle pas? La même cause sous l'influence de laquelle elle est née ne peut-elle donc pas se représenter? Pourquoi aussi cette maladie ne se développerait-elle pas sur différens points à la fois? Qui pourrait nier que la variole, entre autres, se déclare spontanément

chez des individus qui n'ont eu aucun rapport direct ou indirect avec des variolés ?... Mais on pourra
insister en disant « que si une maladie contagieuse
pouvait se développer d'elle-même en un sujet, il
serait absolument inutile d'admettre un transport
par voie de contact. » (Même ouvrage.) Si des faits
assez nombreux ne peuvent s'expliquer que par la
contagion, à moins d'accumuler des suppositions
improbables, il n'est pas inutile, mais bien nécessaire de l'admettre, comme vous le faites vous-
même pour la variole.

Il ne me reste plus qu'à résumer en quelques pro-
positions ma manière de voir sur le mode de propagation du choléra-morbus :

α. Le choléra-morbus peut se développer par
mode épidémique.

ϐ. Il peut se transmettre par les deux modes de
contagion.

γ. Il est probable qu'il peut se communiquer par
l'infection miasmatique.

δ. Tout individu n'est pas apte à contracter
cette maladie.

ε. Le temps d'incubation du choléra-morbus est
de trente-six à soixante-douze heures.

Cette dernière proposition est de la plus haute
importance; car si elle est démontrée d'une manière assez générale, il sera inutile d'exiger une
longue quarantaine des personnes venant des pays
infectés. Il suffira, pour les admettre à libre circula-
tion, qu'ils n'aient eu aucun rapport direct ou indi-

rect avec des lieux infectés, depuis plus de trois jours. Mais il résulterait de la seconde proposition que les provenances des lieux infectés devraient être soumises à une purification scrupuleuse, jusqu'à ce que l'expérience ait appris combien de temps le principe cholérigène peut se conserver.

Les anti-contagionistes ne sont pas de cet avis, et ils posent ce dilemme pour attaquer les lois sanitaires : « Ou le choléra s'est développé spontanément en France, ou bien il s'y est introduit malgré les mesures sanitaires. Dans l'un comme dans l'autre de ces cas, ces mesures ont été inutiles ; l'on doit donc les supprimer. » Mais qu'ils prennent garde ; car l'on pourrait dire que si les mesures prises n'ont pas empêché le choléra d'entrer, c'est qu'elles ont été insuffisantes, et qu'il en faut de plus exactes ou de plus sévères; ce qui mènerait à une conséquence bien opposée à la leur. D'ailleurs, quand même on connaîtrait au juste le premier cholérique de Paris, ce qui n'est pas, quand même on pourrait affirmer qu'il n'était pas sorti de Paris, qu'il n'avait pas acheté de vêtemens au Temple, etc. ; quand, en un mot, il serait plus incontestablement établi que le choléra-morbus s'est déclaré spontanément en France, cela ne prouverait pas que la maladie n'est pas susceptible d'importation, et qu'un gouvernement sage, dans l'espoir de ne pas voir son développement spontané, ne devrait pas empêcher son importation aussi long-temps que possible. La commission centrale de salubrité de Paris a été bien plus sage, en recommandant, dans le doute, de purifier tous les vêtemens qui auraient servi aux cholériques.

Traitement. Notre ignorance sur la nature et le siége du choléra-morbus nous avait empêchés d'arrêter *à priori* un traitement rationnel : nous avons été réduits à la médecine des symptômes. Aujourd'hui l'insuccès presque aussi complet de toutes les méthodes curatives employées nous laisse dans une ignorance presque aussi grande sur ces trois points importans de l'histoire de cette funeste maladie.

A Blois, dans le commencement, on a fait quelques essais avec l'ipécacuanha et les excitans diffusibles. Le succès n'a pas répondu à l'attente, et tous les médecins (sans exception, je crois) ont renoncé promptement et presqu'entièrement aux émétiques et aux purgatifs; ils ont réservé les excitans diffusibles pour les cas extrêmement graves, où il n'était plus possible de tirer du sang ni de la veine, ni des capillaires, et où la mort était imminente; ils ont abandonné les frictions et les bains de vapeurs, comme tout-à-fait inefficaces pour rappeler la chaleur. Les évacuations sanguines locales et générales, répétées et employées simultanément ou successivement avec les puissans révulsifs à l'extérieur, l'eau glacée à l'intérieur et les lavemens opiacés ont paru composer le traitement le plus convenable; et c'est lui qui a été employé presqu'exclusivement.

C'est ce même traitement qui a été suivi à Autainville et à Ouzouer, d'abord par moi, ensuite par un jeune homme envoyé par l'École de médecine de

Paris, sur la demande des maires et du préfet.

Je ne sais rien de précis sur les moyens curatifs employés à Romorantin et à Selles.

Saint-Aignan a été le théâtre d'une lutte thérapeutique assez intéressante : d'un côté M. Jacquart, sous la bannière de M. Bretonneau; de l'autre M. Corbon, arborant l'étendard de M. Broussais, mettaient en présence les principes de l'école de Tours et les théories du Val-de-Grâce.

M. Jacquart, regardant le choléra-morbus comme une inflammation spécifique du tube digestif, prescrivait le sulfate de magnésie à toute époque de la maladie, dans le but de changer la nature de l'inflammation, de la rendre simple, franche; puis il administrait les opiacés (l'acétate de morphine). Au contraire, M. Corbon, s'appuyant sur l'expérience qu'il avait acquise à Paris, avait recours à la lancette, aux sangsues, aux vésicatoires, aux sinapismes, à la glace et à l'opium.

Des trois médecins de Saint-Aignan, l'un prit fait et cause pour le confrère de Tours, et les deux autres, après quelques essais, se déclarèrent en faveur de celui de Paris. Pour moi, qui avais déjà quitté l'ipécacuanha pour les sangsues, je ne pensai pas qu'il y eût lieu de changer une seconde fois.

En effet, M. Jacquart, arrivé quand déjà le mal n'avait plus toute son intensité première, se trouvait favorablement placé pour obtenir de beaux succès. Cependant ceux sur lesquels il s'appuie ne sont rien moins qu'incontestables. Chez quelques

6

malades les sangsues ont été employées concurrem-
ment avec le sel ; chez d'autres, faiblement atteints,
toute méthode curative aurait réussi ; plusieurs
enfin, traités par le sulfate, ont succombé, quoique d'abord la maladie ne parût pas violente.
D'un autre côté on pouvait citer quelques belles
cures obtenues avec les évacuations sanguines et les
révulsifs. En somme, je crois que l'avantage a été
pour la méthode antiphlogistique.

Je persiste donc à regarder ce traitement comme
le moins mauvais de tous. Mais il faut convenir
que les cas ne sont pas rares où il est tout aussi
inefficace que les autres, où il ne paraît nullement
arrêter la marche de la maladie. Il faut convenir
aussi qu'il a eu quelquefois des succès inespérés.
Mais quel est le traitement irrationnel, irraisonna-
ble qui n'en ait eu ? Avouons donc que nous som-
mes encore fort peu avancés dans la thérapeutique
de cette maladie.

En savons-nous beaucoup plus sur le traitement
prophylactique ? Il consisterait évidemment à neu-
traliser ou à éviter la cause spécifique de la maladie.
Mais ne connaissant pas cette cause, tout ce que
nous pouvons faire, c'est d'éloigner les circonstances
qui paraissent favorables à son action ; c'est d'éviter
toute cause secondaire, c'est-à-dire tous les excès,
la malpropreté, les encombremens d'animaux, le
froid, l'humidité, les passions. Beaucoup de personnes ont cru très-bien faire en changeant leur
régime habituel : les unes se sont mises à l'usage

exclusif des viandes, les autres à celui des légumes. Elles ont également eu tort; car l'un fatigue, irrite l'appareil digestif; l'autre n'est pas suffisamment réparateur; d'ailleurs on ne change pas sans danger une habitude de longues années. Le plus sage est de ne point changer son genre de vie, quand on s'en trouve bien. Ainsi, contrairement à l'avis du célèbre professeur du Val-de-Grâce, j'ai engagé ceux qui prenaient habituellement du café à n'y point renoncer.

Plus d'un médecin recommandable, pensant que le choléra pouvait bien être une fièvre pernicieuse, avaient espéré trouver dans le sulfate de quinine un curatif ou un prophylactique contre cette maladie. L'expérience est malheureusement venue renverser ces idées théoriques : une dame à Blois prenait chaque matin depuis plus de six semaines deux grains de sulfate de quinine; elle ne fut pas moins prise d'un choléra grave qui l'emporta en quelques heures.

Est-il besoin d'ajouter que tous ces prétendus préservatifs, le camphre, le vinaigre, le colchique, etc., etc., ne sont bons à rien, pas même probablement à rassurer beaucoup les personnes timorées qui les portent? Si encore ils n'avaient pas d'inconvénient! mais la plupart irritent les voies aériennes. Le chlore lui-même et probablement l'acide sulfureux n'ont pas d'autre vertu que de désinfecter les lieux infectes, et l'abus qu'on en fait a souvent eu des suites fâcheuses.

Si je n'admettais la propagation du choléra que par mode épidémique, je n'aurais rien à ajouter. Mais puisque je regarde comme possible, comme ayant eu lieu, la propagation, soit par contagion, soit par infection miasmatique, pour être conséquent je dois conseiller d'éviter un contact médiat ou immédiat et un rapprochement inutile des malades, et recommander, après M. Piorry, la ventilation dans l'intérêt des malades comme dans celui des personnes qui les approchent. Ces personnes devront autant que possible couvrir toutes les parties de leur corps et laver souvent celles qui ne pourront pas l'être. Ces conseils pourraient-ils avoir l'effet bien funeste de faire abandonner les malades? Je ne le pense pas : dans les campagnes, quoi qu'on dise et qu'on fasse, l'on croira à la contagion, et personne ne voudra soigner les étrangers. Mais les membres d'une même famille se donneront des secours mutuels. Dans les villes on trouvera toujours des garde-malades. Est-ce que, avant la découverte de la vaccine, les variolés étaient plus abandonnés que maintenant? Est-ce que les personnes atteintes du typhus furent abandonnées quand cette maladie s'introduisit en France à la suite des armées étrangères? Les médecins qui croient à la contagion du choléra se sont-ils fait remarquer par moins d'assiduité, moins de zèle auprès des cholériques?

Enfin je devrais ici un conseil au gouvernement, si ce devoir n'était déjà rempli. Je n'ajouterai qu'un mot; c'est qu'il n'entre pas dans mon sujet de dé-

cider si les inconvéniens qui résultent nécessaire-
ment pour la société des lois sanitaires sont plus
grands que les avantages que j'ai dû signaler.

CHAPITRE VI.

DES MALADIES OBSERVÉES PENDANT ET APRÈS LE RÈGNE DU CHOLÉRA.

En général fort peu de maladies étrangères à l'é-
pidémie se sont montrées cette année dans Loir-et-
Cher, et surtout dans les lieux où le choléra-morbus
a régné. Toutefois voici celles qui méritent d'être
mentionnées.

Pendant les premiers mois de 1832, la plupart
des femmes accouchées à la Maternité de Blois pé-
rirent de métro-péritonite. Les évacuations sanguines abondantes n'ont eu aucun succès. La même
susceptibilité des mêmes organes se remarquait en
ville ; mais la maladie n'y était pas mortelle. Plusieurs
cas qui se sont présentés depuis quinze jours font
craindre que les mêmes affections ne se renouvellent
cette année.

Quelques cas de suette miliaire ont été observés

à Saint-Aignan et dans les environs pendant le règne du choléra. J'en ai vu quelques-uns à Thézée, à Ouzouer; mais cette maladie a été rare et peu grave.

Dans le mois de septembre la dyssenterie a fait quelques victimes dans la petite ville de Bracieux et dans quelques bourgs de Sologne où le choléra-morbus n'a pas paru. Dans le même temps et dans les mêmes contrées, les dindons furent frappés d'une maladie qui en fit périr quelques-uns. Voici les symptômes qu'ils présentaient : dévoiement et vomissement de matières liquides blanches, inappétence, faiblesse extrême, froid et cyanose à la tête. C'est la seule épizootie qui ait régné cette année en Loir-et-Cher.

Je n'omettrai pas de parler d'un fait assez remarquable dont la commune d'Huisseau a été témoin. Peut-être eût-il été plus convenablement placé dans l'article précédent, pour faire sentir les dangers d'un mauvais traitement; mais l'incertitude où je suis sur la cause des décès dont j'ai à parler me décide à le rapporter ici.

Le choléra régnait à Blois; une dame arrivant de Paris venait d'être prise de la cholérine au château de Saumery; l'effroi était grand au village de la Chaussée-le-Comte; et quoique personne encore ne fût indisposé, tout le monde se croyait en grand danger. L'on eut connaissance du traitement employé sur la dame du château, et chacun se promit de le suivre scrupuleusement.

Le 9 juin quatre individus, d'âge et de sexe dif-

férens, n'ayant point quitté le pays, se portant bien
la veille, habitant différens points du village, n'ayant
entre eux que des relations de bon voisinage,
éprouvent à des heures différentes des lassitudes,
du malaise. Leur inquiétude augmente; ils se mettent
au lit par précaution. Ils boivent de *fortes décoctions de camomille;* plusieurs, peut-être tous, prennent
du vin chaud; ils s'entourent de bouteilles d'eau
chaude et de briques; enfin ils se chargent de couvertures, d'oreillers et de lits de plume. Ils sont
pris d'une fièvre violente; ils ont la face vultueuse,
la respiration précipitée. La mort se présente à leur
esprit, et les entraîne au tombeau, après quelques
alternatives de somnolence et d'agitation, et après
six ou huit heures de maladie. Ils n'ont eu ni diarrhée,
ni vomissemens, ni envies de vomir (l'un d'eux a
rendu du vin, et un autre un peu de sang par la
bouche au moment de la mort), ni crampes, ni froid,
ni suppression d'urines, ni altération sensible de la
voix ou des traits du visage. Quelle a donc été la
cause de la mort chez ces quatre individus? Je ne
les ai pas vus, et je n'ai connu leur maladie que par
les médecins et les autres personnes qui les ont soignés.
Il me serait donc difficile de répondre à cette question, si je n'avais pas trouvé le même jour une tren-
taine d'habitans du même village (à peu près un par
maison) dans l'état ou l'on me disait avoir vu les
premiers le matin. Chez aucun, je n'ai pu découvrir
les symptômes d'une maladie réelle; mais chez tous
j'ai remarqué une très-grande accélération du pouls,

une fréquence extrême de la respiration, une chaleur
intense de toutes les parties du corps, une altération
inextinguible et une crainte profonde de la mort.
Jusqu'à minuit, le curé et moi nous nous succédions
de maison en maison, et nos secours différens étaient
réclamés avec les mêmes instances.

Bien convaincu que toute la maladie chez ces
malheureux venait de leur imagination et de leur
traitement, je me suis appliqué à les tranquilliser,
leur assurant qu'aucun d'eux n'avait une maladie
grave. J'ai remplacé leurs décoctions de camomille
par l'eau gommée; j'ai proscrit le vin; j'ai ordonné
quelques évacuations sanguines; enfin, et surtout, je
les ai retirés avec précaution de leurs étouffoirs. Le
lendemain matin tous allaient mieux; le soir ils
étaient tous guéris.

Je suis persuadé que les quatre premiers ont succombé à une maladie réelle produite par un traitement incendiaire, s'il en fut, dirigé contre une
maladie imaginaire. Dire la nature de cette maladie
réelle, je ne le saurais. Seulement je suppose une
congestion cérébrale exerçant la plus forte compression sur le cerveau, jusqu'à anéantissement.

Aujourd'hui (1), l'état sanitaire du département
est très-bon (2). Les médecins et les pharmaciens

(1) Premiers jours de janvier.

(2) Depuis une quinzaine l'on voit quelques maladies de
poitrine.

qui exercent depuis long-temps disent n'avoir jamais vu si peu de malades. Cette remarque s'applique
aux localités qui n'ont pas eu le choléra comme aux
autres. Ainsi, l'on n'a pas complètement expliqué
ce fait généralement observé, qu'une année saine
succède à une année de choléra, en disant que l'é-
pidémie ayant enlevé tous les moribonds, il ne reste
plus de matière à maladie. Quoi qu'il en soit, espérons
qu'il y aura à peu près compensation entre l'augmen-
tation de la mortalité en 1832 et la diminution en
1833, et que la population de notre beau pays de
France ne sera pas sensiblement diminuée.

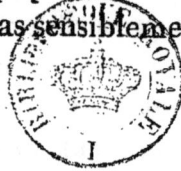

FIN.

www.ingramcontent.com/pod-product-compliance
Lightning Source LLC
Chambersburg PA
CBHW050559210326

41521CB00008B/1036